Schleip
Histamin-Intoleranz

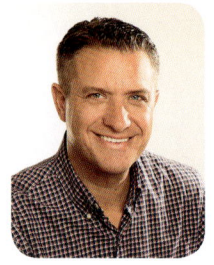 Thilo Schleip litt selbst viele Jahre unter Unverträglichkeiten. Seine erfolgreichen Ratgeber zur Fructose-, Laktose- und Histamin-Intoleranz haben vielen Menschen geholfen. Er ist Gründer des bauchvital-Apothekensortiments für Menschen mit Nahrungsmittel-Unverträglichkeiten. »Am Anfang war die passende Ernährung ein echtes Problem. Mittlerweile kenne ich die vielen Tricks und Kniffe, auf die es beim Kochen und Backen ankommt, um die Beschwerden in den Griff zu bekommen.«

Thilo Schleip

Histamin-Intoleranz

Diagnose finden, Auslöser erkennen,
Ernährung anpassen

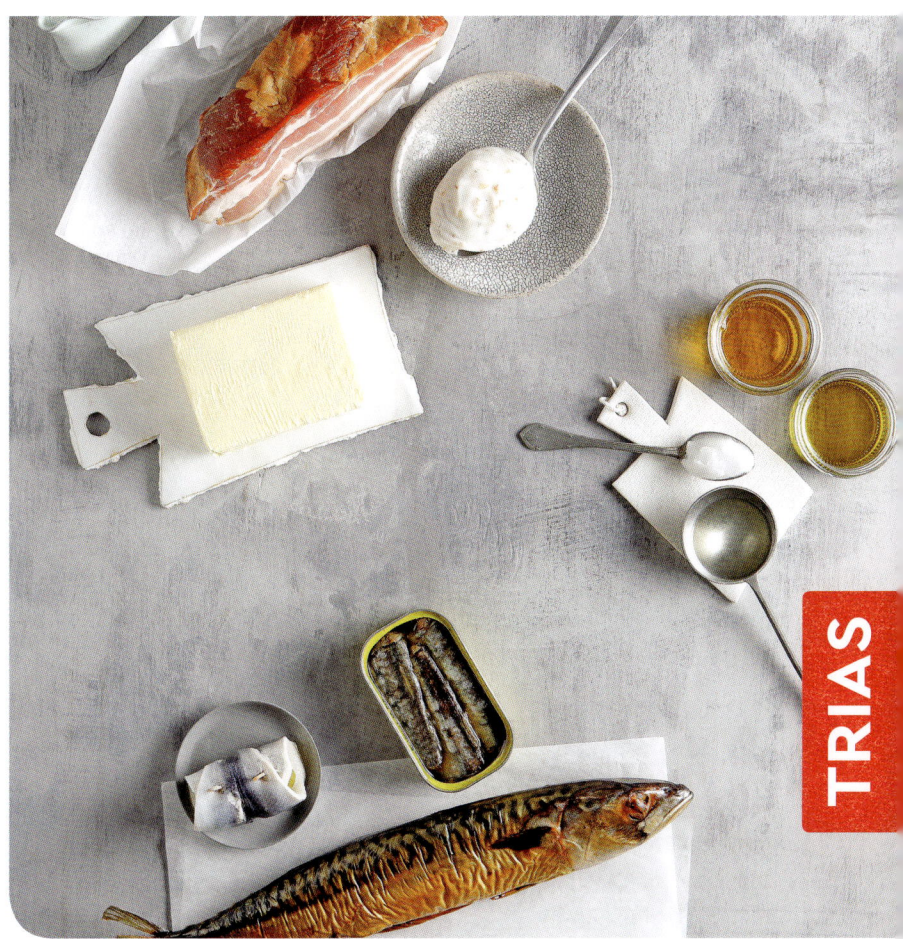

7 **Zu diesem Buch**

11 **Histamin-Intoleranz: Wie zeigt sie sich?**

12 **Die unerkannte Erkrankung**
12 Was ist Histamin?
14 Auswirkungen einer Histamin-Intoleranz
15 HIT – ein klar definiertes Krankheitsbild
17 Aufklärung ist wichtig

20 **Was ist eine Histamin-Intoleranz?**
21 Histamin-Intoleranz ist eine erworbene Krankheit
22 Mehrere potenzielle Auslöser
22 Worin liegt der Unterschied zu einer echten Allergie?

26 **Die Symptome einer Histamin-Intoleranz**
26 Beschwerden des Magen-Darm-Trakts
28 Kopfschmerzen und Migräne
29 Hautausschlag und -rötungen
31 Husten und Asthma
31 Laufende Nase und Schnupfen
31 Niedriger Blutdruck
32 Herzrhythmusstörungen
32 Regelbeschwerden

35 **Wann entsteht Histamin und wie wirkt es?**
35 Wodurch wird Histamin freigesetzt?
36 Wie wirkt Histamin auf Organe und Gefäße?
39 Der Abbaumechanismus für Histamin: die DAO
40 Ursachen der Histaminbelastung

45 **Die Erkrankung feststellen**

46 **Wie erkennt der Arzt eine Histamin-Intoleranz?**
46 Welche Informationen benötigt der Arzt?
48 Die Differenzialdiagnose
49 Mögliche Laboruntersuchungen

54 **Die Eliminationsdiät**
54 Ernährungsregeln für die Diätphase
57 Essen und Trinken während der Eliminationsdiät
57 Ernährungstagebuch
58 Der Provokationstest

59 **Bestehen zusätzliche Unverträglichkeiten?**
59 Zusätzlich eine Fructose-Intoleranz?
60 Besteht eine Milchzucker-Unverträglichkeit?
62 Die Sorbit-Unverträglichkeit
63 Gluten-Unverträglichkeit (Zöliakie)
64 Glutamat-Unverträglichkeit
65 Die Rolle des Mikrobioms bei Histamin-Intoleranz

▶▶ **Exkurse**
18 Fragebogen: Leide ich unter einer Histamin-Intoleranz?
104 Geeignete und weniger geeignete Lebensmittel

69 **So werden Sie beschwerdefrei**

70 **Histaminarme Ernährung**
71 Histaminreiche Speisen und Getränke meiden
74 Symptomauslösende Mengen
74 Warum schwankt der Histamingehalt?
77 Die Küchenresistenz von Histamin

78 **Arzneimittel gegen Histamin-Intoleranz**
78 Verträglichkeit dank Nahrungsergänzungen
79 Enzymersatztherapie
79 Antihistaminika
82 Vorsicht bei Wechselwirkungen

85 **Die Ernährung anpassen**
86 **Was kann man essen – was sollte man meiden?**
87 Verzehrsübliche Mengen beachten

108 **Ernährung bei Mehrfachintoleranzen**
108 Zusätzliche Laktose-Intoleranz
111 Zusätzliche Fructose-Intoleranz
114 Die Low-FODMAP-Diät bei HIT
116 Leckere Rezeptideen

119 **Histaminarm genießen**

142 **Service**
142 **Adressen, die weiterhelfen**
143 **Bücher zum Weiterlesen**
144 **Rezeptregister**
144 **Stichwortverzeichnis**

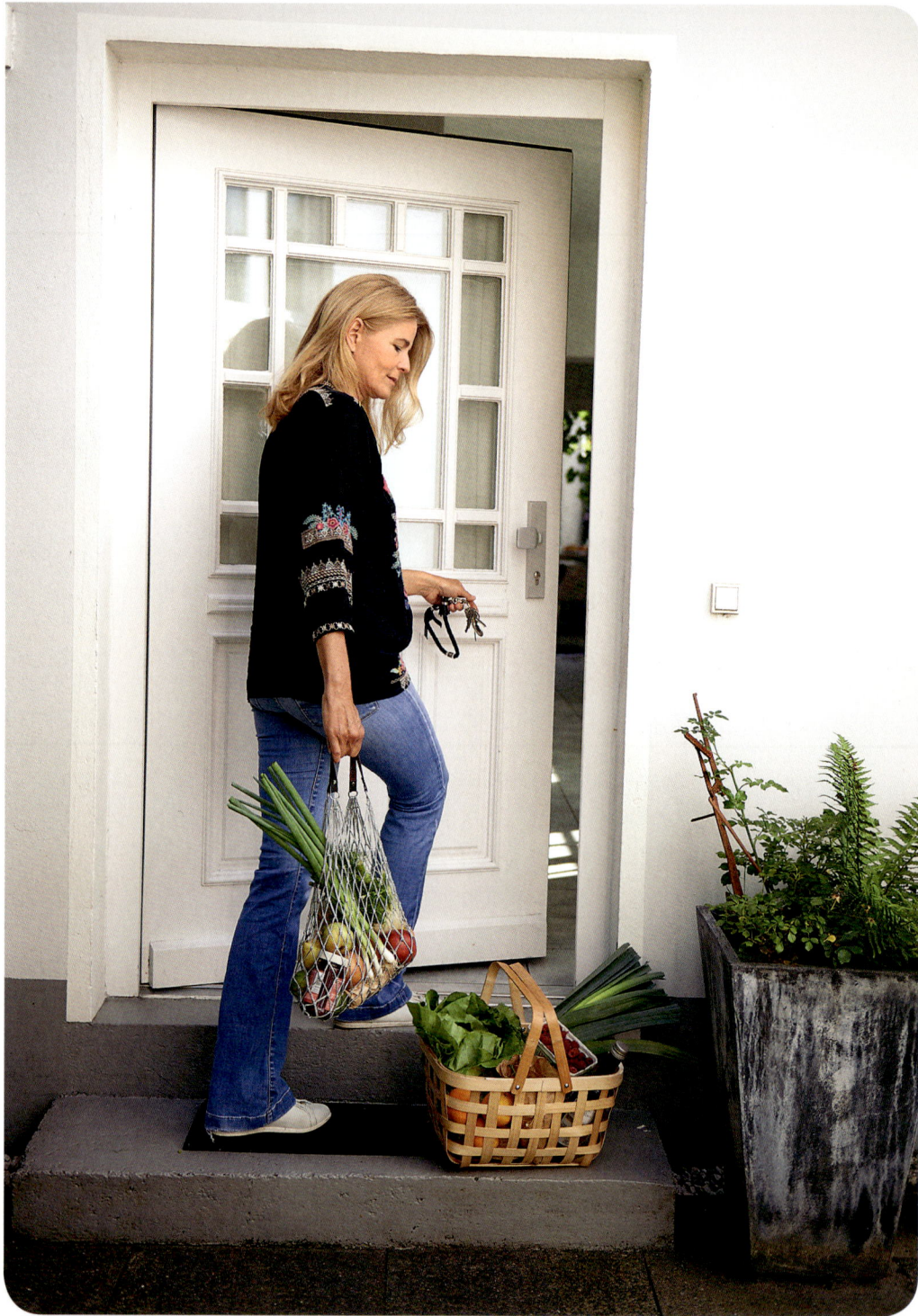

Zu diesem Buch

Liebe Leserin, lieber Leser,

vermutlich sind Sie in der gleichen Situation wie viele Leser dieses Ratgebers. Sie leiden unter unklaren Gesundheitsbeschwerden und haben den Verdacht, dass eine Unverträglichkeit histaminreicher Lebensmittel der Grund dafür sein könnte? Vielleicht haben Sie auch kürzlich erfahren, dass Sie oder ein Familienmitglied unter einer Histamin-Intoleranz leiden. Oder aber Sie leiden schon länger unter dieser Lebensmittel-Unverträglichkeit und möchten Ihre Beschwerden nun endgültig durch die richtige Ernährung in den Griff bekommen?

Viele meiner Leser haben eine wahre Arzt-Odyssee hinter sich, bevor sie endlich auf die Thematik »Histamin« aufmerksam werden. Vielleicht geht es Ihnen auch so? Den zahlreichen Leserzuschriften entnehme ich, dass Betroffene sich oftmals wiederfinden in den Beschreibungen der Symptome, des langen Leidensweges und der damit verbundenen Unannehmlichkeiten. Das ist kein Zufall. Auch ich hatte eine 15-jährige Leidensgeschichte mit unnötigen Untersuchungen und unzähligen Fehldiagnosen hinter mir, bevor ich endlich über meine Ernährungssituation Bescheid wusste. Erst dann war es mir möglich, mir Stück für Stück meine verlorengegangene Lebensqualität zurückzuerobern. Mithilfe dieses Buches wird es Ihnen sicherlich auch gelingen.

Als ich vor vielen Jahren die Grundlagen für die erste Ausgabe dieses Ratgebers recherchierte, gab es für Betroffenen noch keinerlei Informationen zu diesem Thema. Also fasste ich die damaligen Erkenntnisse der medizinischen Wissenschaft zusammen, kombinierte sie mit den Praxiserfahrungen vieler Betroffener und verfasste dieses Buch, das nach sorgfältiger Aktualisierung mittlerweile zu einem Standardwerk für Betroffene herangereift ist. Wie sich herausstellte, sind viel mehr Menschen von einer Histamin-Intoleranz betroffen als ursprünglich angenommen. Das große Interesse der Betroffenen an praxisnahen Informationen brachte mich auch auf die Idee, ein Kochbuch und einen Einkaufsratgeber zu diesem Thema zu verfassen.

Dieser Ratgeber wurde nun sorgfältig überarbeitet und spiegelt den aktuellen Wissensstand der medizinischen Forschung wider. Sie werden hier über die grundlegenden Zusammenhänge informiert, über die jeder Betroffene Bescheid wissen sollte. Darüber hinaus werden auch aktuelle Aspekte zur Histamin-Intoleranz erörtert.

So stellt sich beispielsweise die Frage, welche Rolle das Mikrobiom, also die menschliche Darmflora, bei der Verdauung von Histamin spielt. Und wirkt sich eine FODMAP-Diät, die vielen Reizdarmpatienten zu spürbarer Besserung verhilft, auch auf das Beschwerdebild bei HIT aus? Welche Diagnosemethoden haben sich in der Praxis bewährt? Welche Arzneimittel und medizinischen Präparate sind erhältlich und was kann man von ihnen erwarten? Und gibt es einen Zusammenhang zwischen Histamin-Intoleranz und dem viel diskutierten Leaky-Gut-Syndrom?

Natürlich gibt es noch viel mehr zu berichten über die Histamin-Intoleranz. Zum Beispiel, wie und warum sie entsteht. Hier gibt es viele mögliche Auslöser, und erst wenn man sie kennt, kann man die problematischen Lebensmittel gezielt meiden.

Ein weiteres Thema sind die typischen Symptome und ein Test, mit dem sich abschätzen lässt, ob die eigenen Beschwerden auf eine Histamin-Unverträglichkeit zurückzuführen sein könnten. Häufig vermuten Betroffene zunächst, sie seien gegen bestimmte Lebensmittel allergisch, denn die auftretenden Beschwerden sind die gleichen. Daher werden auch viele Betroffene, wenn sie zum Arzt gehen, zunächst auf Allergien getestet. Der Ausschluss einer allergischen Erkrankung ist in der Tat wichtig. Allerdings wäre es hilfreich, wenn die Ärzte eher auf die Idee kämen, dass auch eine Histamin-Intoleranz vorliegen könnte. Diese kommt nämlich wesentlich häufiger vor als eine Lebensmittelallergie.

In einem weiteren Kapitel geht es dann um die Therapie, also in erster Linie um die Maßnahmen, die Sie ergreifen können, um zukünftig beschwerdefrei zu leben. Bei vielen Betroffenen reicht es bereits, einige Ernährungsumstellungen vorzunehmen. Es ist häufig verblüffend einfach, sich trotz Histamin-Intoleranz wieder rundum wohlzufühlen, wenn man die Beschwerdeauslöser kennt und meidet. Medikamentöse Unterstützung ist ebenfalls möglich, wobei die angepasste Ernährung das wichtigste Behandlungselement darstellt.

Anschließend lernen Sie alle geeigneten und ungeeigneten Nahrungsmittel im Einzelnen kennen und erfahren auch, welche Inhaltsstoffe problematisch sein könnten. Sie erhalten alle notwenigen Tipps zum Einkaufen, Zubereiten und Kochen, damit Ihre histaminbedingten Beschwerden bald der Vergangenheit angehören. Da sehr viele Betroffene unter mehr als einer Unverträglichkeit leiden, wurden auch umfangreiche Informationen zu Mehrfach-Intoleranzen ergänzt. Last but not least finden Sie am Ende einen aktualisierten Rezeptteil mit wertvollen Rezepten für Speisen, bei denen Sie auf nichts verzichten müssen.

Schon die erste Ausgabe dieses Buches wurde von Betroffenen und Fachleuten sehr positiv aufgenommen. Es stellte sich heraus, dass auf beiden Seiten erheblicher Aufklärungsbedarf bestand. Auch die Nachfrage war geradezu überwältigend. Für diese neue Ausgabe wurden Praxis- und Theorieteil grundlegend überarbeitet und den aktuellen Erkenntnissen der medizinischen Forschung angepasst. Auch die zahlreichen Leserzuschriften haben dazu beigetragen, das Beschwerdebild HIT genauer darzustellen und praktische Lösungen für den Alltag zu finden.

Als ich an der ersten Ausgabe dieses Buches arbeitete, hatte ich noch keine Vorstellung davon, dass die Anzahl der Betroffenen so hoch sein würde. Heute weiß ich es besser: Sie sind nicht allein mit Ihren Problemen!

Ich wünsche Ihnen viele neue Erkenntnisse bei der Lektüre dieses Buches und hoffe, dass Sie mit seiner Hilfe Ihre Beschwerden endgültig in den Griff bekommen.

Ihr Thilo Schleip   Oldenburg, im Januar 2020

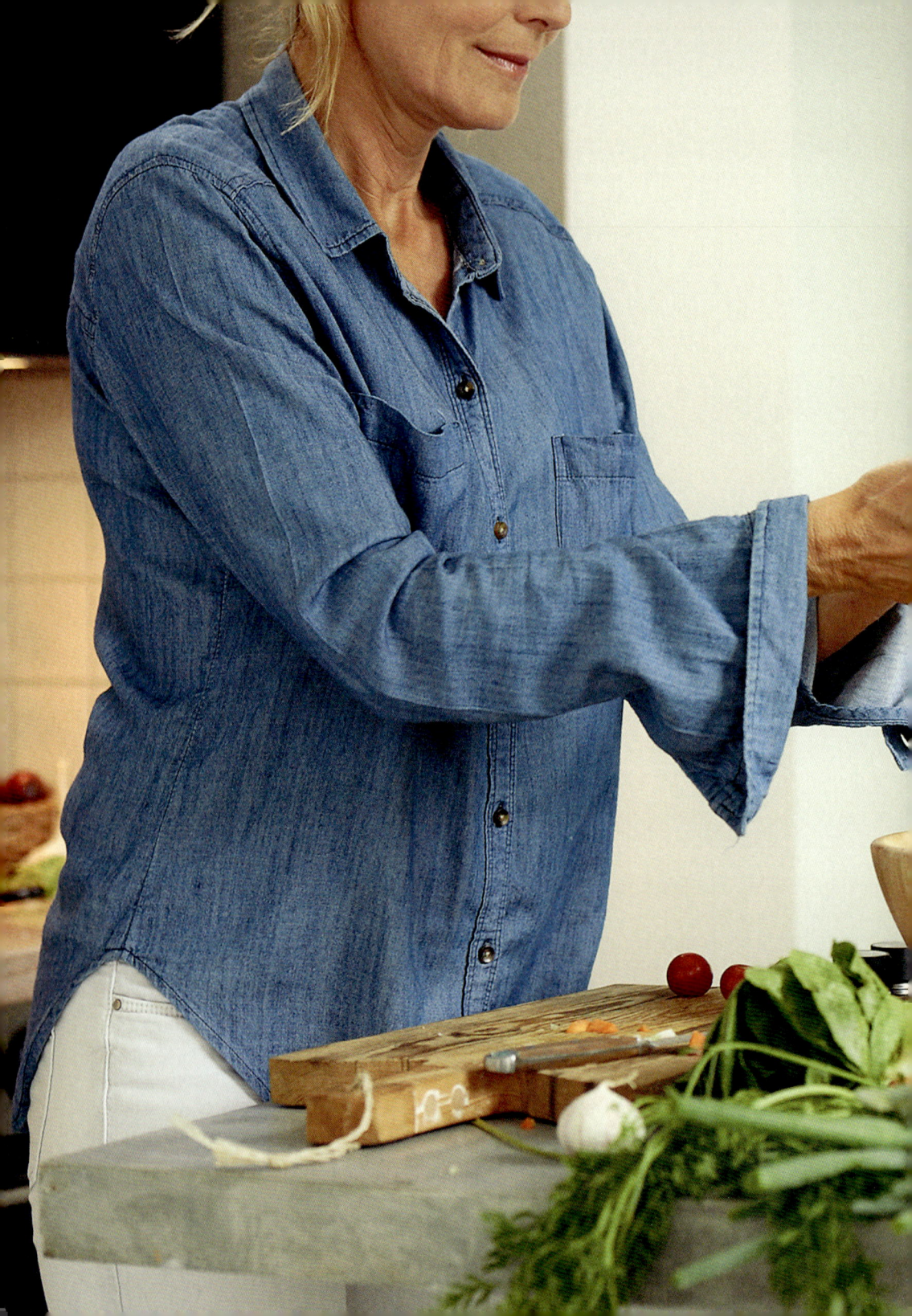

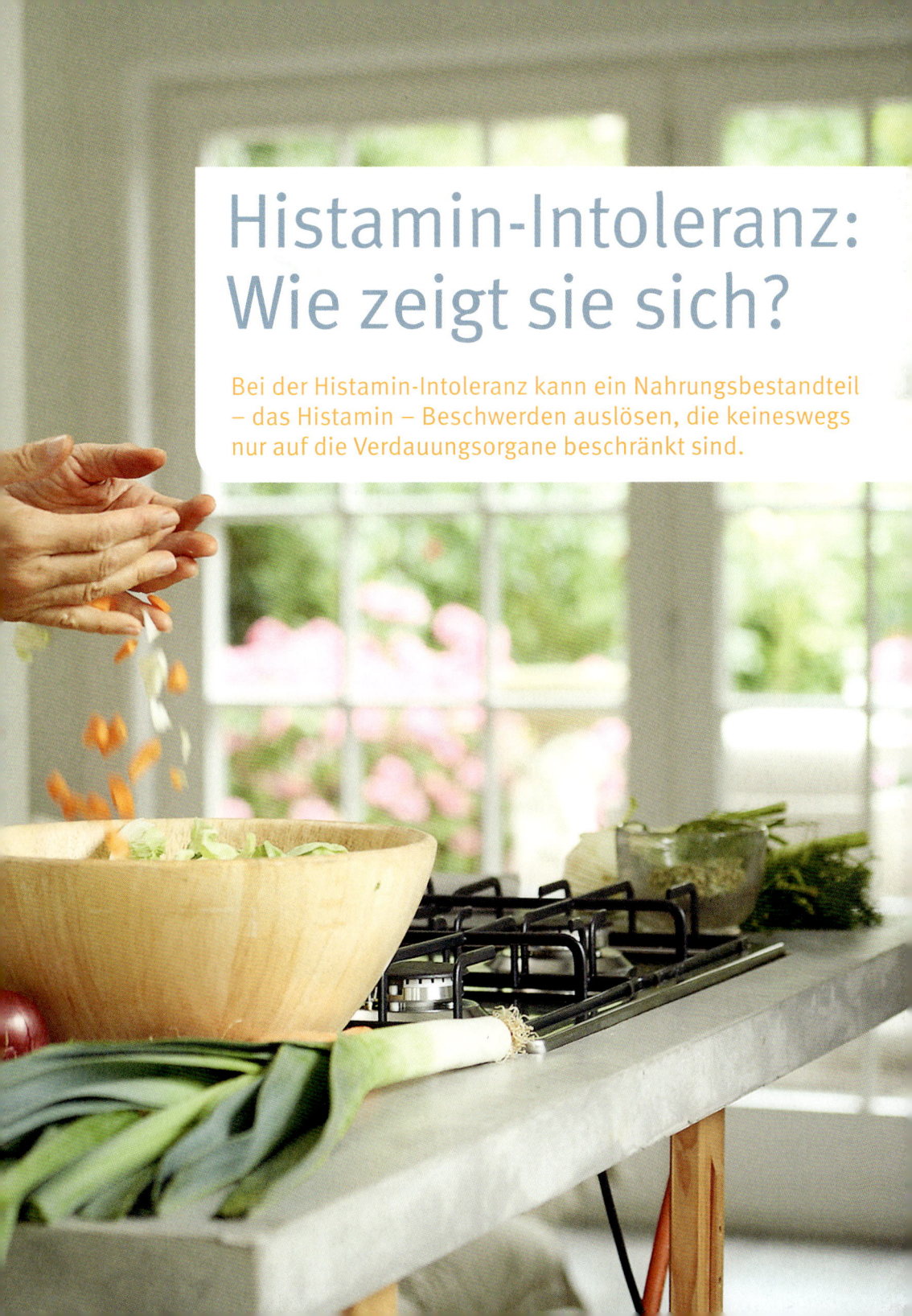

Histamin-Intoleranz: Wie zeigt sie sich?

Bei der Histamin-Intoleranz kann ein Nahrungsbestandteil – das Histamin – Beschwerden auslösen, die keineswegs nur auf die Verdauungsorgane beschränkt sind.

Die unerkannte Erkrankung

Eigentlich sollte es heute doch möglich sein, den überwiegenden Teil gesundheitlicher Störungen problemlos zu beseitigen. Doch die Realität sieht anders aus.

Denn immer noch leiden Millionen von Menschen in den Industriestaaten unter Volkskrankheiten, gegen die kein Kraut gewachsen zu sein scheint: Verdauungsprobleme, Migräne, Asthma, niedrigem Blutdruck, Hautausschlag, Regelbeschwerden.

Gesundheitsstörungen, deren Ursache meist auch nach eingehenden Untersuchungen im Verborgenen bleibt, führen zu viel Leid und lassen die Betroffenen mit ihrem Schicksal hadern. Dabei ist die Verfahrensweise zur Ermittlung eines Krankheitsauslösers meist identisch: Ärzte versuchen unter Verwendung modernster Apparatemedizin eine organische Ursache eines Leidens zu finden oder mit hoher Wahrscheinlichkeit auszuschließen.

Findet sich, wie dies bei jeder zweiten Arztkonsultation der Fall ist, kein Hinweis auf einen körperlichen Defekt, so werden seelische Faktoren ins Spiel gebracht. Ein dritter und ebenso wichtiger Aspekt, die Ernährung des Menschen, wird jedoch in der Diagnostik, also der Erkennung chronischer oder wiederkehrender Symptome, gerne übersehen. Die Folge ist, dass eine weit verbreitete und folgenschwere Ursache der oben genannten Gesundheitsstörungen bis zum heutigen Tag nur wenig Beachtung findet: die Histamin-Intoleranz.

Was ist Histamin?

Histamin ist eine natürliche Substanz, die in pflanzlichem, tierischem und menschlichem Gewebe vorkommt. Es gehört zu den sogenannten biogenen Aminen. Histamin (griech. *histos* = »Gewebe«), ist an verschiedenen wichtigen biologischen Prozessen beteiligt und spielt die unrühmliche Hauptrolle bei allergischen Reaktionen: Im menschlichen Körper ist es vor allem in den sogenannten Mastzellen gespeichert, wo es auf seine – meist unerwünschte – Freisetzung wartet. Histamin wird einerseits vom menschlichen Körper selbst gebildet und andererseits mit der Nahrung aufgenommen. Viele Nahrungsmittel enthalten Histamin, wobei die Konzentrationen meist vernachlässigbar gering sind; einige Lebensmittel enthalten allerdings sehr hohe Histaminkonzentrationen und können beim Verzehr Intoleranzreaktionen auslösen. Die Reaktionen unterscheiden sich in mancherlei Hinsicht. Welche Reaktionen es gibt und warum einige Menschen stärker betroffen sind als andere, werden wir später im Detail ergründen.

Ein Nahrungsbestandteil – vielfältige Wirkungen

Über die Auswirkungen einzelner Lebensmittel auf die Gesundheit wurde bereits viel spekuliert und in den Medien berichtet. Inzwischen gibt es nahezu keinen Nahrungsmittelbestandteil mehr,

dem nicht die eine oder andere gesundheitsfördernde oder -schädigende Wirkung zugeschrieben wird.

Die Vorstellung, dass eine Histamin-Intoleranz und damit letztlich nur ein einziger Nahrungsbestandteil, nämlich das Histamin, Ursache vieler bislang ungeklärter Gesundheitsstörungen ist, erscheint in diesem Licht fragwürdig. Doch zahlreiche Untersuchungsergebnisse, neue medizinische Erkenntnisse und nicht zuletzt die vielen Erfahrungsberichte von Betroffenen, die durch histaminarme Ernährung ein neues Lebensgefühl erfahren, lassen nur einen Schluss zu: Aufgrund dessen ist sich die Wissenschaft seit wenigen Jahren sicher, dass

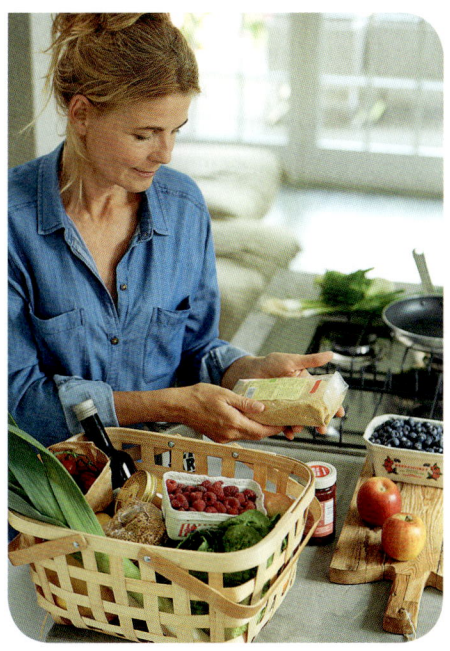

▸ »Kann Histamin enthalten« – diesen oder einen ähnlichen Aufdruck sucht man im Moment vergeblich auf dem Etikett.

sich die Beschwerden in zahlreichen Fällen von ungeklärten Krankheitszuständen auf die Wirkung nur eines Stoffes zurückführen lassen. Ein Stoff, den man weder riechen noch schmecken kann und den wir doch täglich mit unserer Nahrung zu uns nehmen: Histamin.

Die Histamin-Intoleranz ist eine Pseudoallergie

Besonders Allergiker wissen, dass Histamin der wichtigste Überträgerstoff (Mediator) sämtlicher Allergien ist. Die Histamin-Intoleranz ist also eine Allergie? Nein, das ist sie nicht! Die Histamin-Intoleranz – im Folgenden als HIT bezeichnet – ist eine sogenannte Pseudoallergie. Man nennt die HIT deshalb Pseudoallergie, weil einerseits der Überträgerstoff der Allergie – das Histamin – beteiligt ist, wodurch ähnliche Symptome wie bei einer Lebensmittelallergie entstehen, andererseits aber das Hauptmerkmal einer allergischen Erkrankung fehlt, nämlich die Bildung von Antikörpern. Bei der HIT ist das Immunsystem nicht beteiligt und es lässt sich keine Antikörperreaktion nachweisen, wie es bei einer allergischen Erkrankung der Fall ist. Da aber eine HIT und eine Lebensmittelallergie zu den gleichen körperlichen Beschwerden führen können, werden sie zunächst oft verwechselt. Doch eine HIT ist keine Allergie, sondern eine Nahrungsmittelunverträglichkeit.

Auswirkungen einer Histamin-Intoleranz

Während Histamin in größeren Mengen bei jedem Menschen schwere, ja sogar lebensbedrohliche Krankheitszustände hervorrufen kann, reichen im Falle einer HIT bereits kleine bis geringste Mengen, um ein individuelles Beschwerdebild zu hervorrufen. Dies kann sich in Verdauungsstörungen wie Durchfall, Bauchkrämpfen und Blähungen oder auch durch einen Migräneanfall äußern.

Bei rund 15 % aller Asthmaerkrankungen wird eine HIT als eigentliche Ursache vermutet, genauso wie bei zahlreichen Fällen von niedrigem Blutdruck, Urtikaria (Nesselausschlag), Herzrhythmusstörungen, Regelbeschwerden und vielen anderen Gesundheitsstörungen. Da die seelische Verfassung von Betroffenen, wenn die Beschwerden über lange Zeit bestehen, meist schlecht ist, werden diese Menschen zusätzlich nicht selten »psychologisiert« und es wird vorschnell von psychosomatischem Leiden gesprochen.

Wie man sieht, können die Beschwerden höchst unterschiedlich ausgeprägt sein. Und dies ist auch ein weiterer Grund dafür, dass die HIT in der Diagnostik von Krankheiten bis zum heutigen Tag ein Schattendasein führt. Zwar ist in den letzten Jahren eine gewisse Sensibilisierung der Ärzteschaft für dieses Thema zu beobachten. Doch es dauert auch heute noch meist sehr lange, bis die

Diagnose HIT gestellt wird. Hinzu kommt eine wachsende Verbreitung histaminbedingter Gesundheitsstörungen in der Allgemeinbevölkerung, an der auch die Lebensmittelindustrie nicht ganz unschuldig ist.

Industrielle Lebensmittelbearbeitung

Durch die zunehmende Industrialisierung bei der Herstellung von Lebensmitteln sinken zwar die Kosten der Endprodukte und gleichzeitig nimmt die Bequemlichkeit bei der Zubereitung der Speisen zu. Doch der Preis für diese Annehmlichkeiten ist hoch: Bei industrieller Verarbeitung und langer Lagerung von Nahrungsmitteln, die von Mutter Natur für den direkten Verzehr vorgesehen waren, können sich bei bestimmten Nahrungsmittelgruppen hohe Histaminmengen entwickeln, die bei empfindlichen Menschen ernste Beschwerden auslösen.

Viele Gründe verhinderten bisher eine längst überfällige Sensibilisierung der Bevölkerung für dieses Thema: Die mangelnde Kooperationsbereitschaft einiger Hersteller bei der Deklaration von Inhaltsstoffen ist bekannt und führte bereits zu jahrelangen Machtkämpfen zwischen Industrie und Politik. Problematisch ist auch die Angabe eines Schwankungen unterliegenden Histamingehalts industriell abgepackter Nahrungsmittel. Heute weiß man, dass die industrielle Produktion hochwertiger Nahrungsmittel mit extrem niedrigem Histaminlevel möglich ist. Voraussetzung sind penible Sorgfalt in allen Produktionsschritten, das Einhalten höchster Hygienestandards, ununterbrochene Kühlketten, kürzeste Bearbeitungszeiten und Transportwege sowie die Auswahl entsprechend geeigneter Rohstoffe. Setzte man diese Produktionsverfahren konsequent dort ein, wo sich die Möglichkeit bietet, so könnte auch hier ein besserer Verbraucherschutz erreicht werden.

HIT – ein klar definiertes Krankheitsbild

Inzwischen ist die Symptomatik der HIT klar beschrieben und sollte daher routinemäßig bei der Abklärung nicht organischer Beschwerden unterschiedlichster Art Berücksichtigung finden. Besonders unter Medizinern sollte sich die Existenz dieser Krankheit längst herumgesprochen haben. Schließlich wurde das Thema Histamin-Intoleranz nicht nur über Publikumszeitschriften, das Internet und das Fernsehen verbreitet, sondern auch in medizinischen Fachmedien umfangreich abgehandelt. Besonders Gastroenterologen, Fachärzte für Innere Medizin, Allergologen und Hausärzte müssten also mit der HIT vertraut sein. Doch die Praxis sieht anders aus, wie der folgende Fall verdeutlicht.

Leon

»Keiner der Ärzte diagnostizierte eine HIT«

>> *Ich glaube, ich war ungefähr 20, als es mit den Verdauungsstörungen anfing. Eines Tages, nachdem meine Beschwerden wieder einmal mehrere Tage andauerten, ging ich schließlich doch zu meinem Hausarzt, der mich gründlich untersuchte. Sämtliche Testergebnisse waren unauffällig und er schickte mich zur Abklärung einer Nahrungsmittelallergie zu einem Allergologen. Mein Hausarzt fragt auch nach meiner seelischen Verfassung. Ich konnte beim besten Willen keine Zusammenhänge zwischen meinen Lebensumständen und den Darmstörungen erkennen ... Ich ging also zum Allergologen, doch auch dort waren alle Untersuchungsergebnisse negativ. Der Allergologe meinte, man müsse nun eine mehrwöchige Suchdiät beginnen. Das wollte ich allerdings nicht. Mein Hausarzt fing wieder damit an, nach psychischen Auslösern für meine Durchfälle zu suchen. Zur sicheren Abklärung einer chronisch-entzündlichen Darmerkrankung bot er mir aber dennoch an, in einer Klinik eine Darmspiegelung durchführen zu lassen. Davor grauste mir aber so, dass ich nein sagte. Dann müsse er mich jetzt zu einem Psychologen überweisen, meinte er: Na Klasse, ich habe ziemlich giftig reagiert und bin seitdem nicht wieder zu diesem Arzt gegangen. Meine Durchfälle wurden immer stärker und ich suchte weitere Ärzte auf, die aber auch nichts fanden und mir ebenfalls zu einer psychotherapeutischen Untersuchung rieten. Ich gab also nach, mittlerweile hatte ich tatsächlich seelische Probleme. Aber auch der Psychotherapeut fand nichts, was meine quälenden Durchfälle erklären konnte. In meiner Verzweiflung landete ich auch bei alternativen Heilmethoden. Außer dass ich eine Menge Geld loswurde, änderte sich aber nichts.*

Eines Tages las ich über Histamin-Intoleranz und mir wurde alles klar: Ich trank sehr gerne Wein, und besonders nach einem typischen italienischen Abend mit Rotwein, Pizza und Käse hatte ich oft mehrere Tage lang Probleme. Auch nach einem Besuch im Wirtshaus ging es mir miserabel: Klar, da gab es Sauerkraut, Kassler und Hefeweizen ... also ziemliche Histaminbomben. Oh Mann, wenn man es weiß, ist es auf einmal so einfach und logisch – da habe ich mich jahrelang gequält. Nachdem ich die histaminreichen Lebensmittel von meinem Speiseplan gestrichen hatte, blühte ich richtig auf: keine Übelkeit nach dem Essen, keine Kopfschmerzen. Mein Gott, ist das Leben schön.

Gehören Sie zu den Betroffenen, bei denen die Beteiligung von Magen und Darm im Vordergrund steht, so haben Sie sich in diesem Fallbeispiel vielleicht schon teilweise wiedergefunden. Möglicherweise verspüren Sie aber auch keinerlei Verdauungsbeschwerden, sondern leiden unter histaminbedingten Störungen ganz anderer Art. Wie Sie sehen, handelt es sich bei der Histamin-Intoleranz also um ein ernst zu nehmendes Krankheitsbild, dessen Auswirkungen beim Einzelnen gravierend sein können.

Aufklärung ist wichtig

Doch obwohl die Folgen einer Ernährung mit histaminreichen Lebensmitteln bei Menschen mit HIT einen schwerwiegenden Eingriff in die Gesundheit und Lebensqualität darstellen, werden die meisten Fälle über Jahre hinweg nicht erkannt oder fehldiagnostiziert. Dies stimmt besonders bedenklich in Anbetracht der Tatsache, dass gesundheitliche Störungen durch Lebensmittel mit hohem Gehalt an biogenen Aminen, zu denen auch das Histamin gehört, durch die medizinische Wissenschaft ausreichend dokumentiert und auch in der Lebensmitteltechnologie seit Langem bekannt sind. Aus diesem Grund scheint eine eingehende Aufklärung der Verbraucher zum Schutze ihrer Gesundheit als dringend notwendig.

Eine sinnvolle Maßnahme stellt in diesem Zusammenhang eine detailliertere Kennzeichnung potenziell gesundheitsgefährdender Lebensmittel dar. Betroffene könnten so nicht nur histaminbedingte Beschwerden vermeiden, sondern auch ihre Unsicherheit bei der Speiseauswahl verringern und damit ihren Speiseplan ausgewogen erweitern.

Erschwert wird diese Forderung allerdings durch die Tatsache, dass es sich beim Histamingehalt eines Lebensmittels nicht um eine feste Konstante handelt. Ein Umstand, auf den im weiteren Verlauf dieses Buches noch eingegangen wird. Angesichts der Vielzahl der gesetzlich vorgeschriebenen, aber teils fragwürdigen Verpackungshinweise stellt sich jedoch die Frage, ob ein Hinweis auf einen möglicherweise bedenklichen Histamingehalt für Menschen mit HIT nicht zumindest bei einigen Lebensmittelsorten wie beispielsweise bei Salami, Parmesan oder Rotwein sinnvoll wäre.

Zusätzlich zu diesen Maßnahmen bedarf es einer gezielten Schulung und Sensibilisierung nicht nur der Bevölkerung, sondern auch von Medizinern und Ernährungswissenschaftlern, damit die Histamin-Intoleranz so bekannt wird, wie sie es aufgrund ihrer teils drastischen Wirkungen verdient.

Fragebogen: Leide ich unter einer Histamin-Intoleranz?

Ob auch Sie möglicherweise unter einer Histamin-Intoleranz leiden, können Sie mithilfe des folgenden Fragebogens bereits gut einschätzen.

Kommen Sie zu dem Ergebnis, dass eine HIT die Ursache Ihrer bislang ungeklärten Gesundheitsstörungen sein könnte, so bietet sich die Durchführung einer vierwöchigen Eliminationsdiät an. Nur mit ihrer Hilfe lässt sich eine Unverträglichkeit von histaminreichen Lebensmitteln zuverlässig nachweisen.

Dieser Fragebogen kann und soll einen Arztbesuch jedoch nicht ersetzen. Leiden Sie unter dauerhaften oder akuten Beschwerden, so ist die Abklärung schwerwiegender Erkrankungen durch einen Facharzt weiterhin unabdingbar. Falls Sie aufgrund des Fragebogens zu dem Schluss kommen, dass eine HIT vorliegen könnte, so sollten Sie Ihrem Arzt allerdings auch von Ihrem Verdacht berichten.

Bitte beantworten Sie die nachfolgenden Fragen in Ruhe und erst nach einer ausreichenden Bedenkzeit.

Ernährungsverhalten

Leiden Sie direkt, in den darauffolgenden Stunden oder am nächsten Morgen/Tag nach dem Verzehr bestimmter Nahrungsmittel unter Beschwerden? Die Lebensmittel, die häufig Beschwerden machen, finden Sie in der Tabelle auf Seite 19.

Bedenken Sie bitte, dass die Beschwerden oft zeitversetzt auftreten und daher nur schwer mit einzelnen Lebensmitteln in Zusammenhang gebracht werden können. Häufig wird eine HIT nur durch den Konsum eines Lebensmittels in großen Mengen, wie z. B. einer Dose Thunfisch, aufgedeckt, weil nur danach ein unmittelbares und heftiges Beschwerdebild einsetzt. Leichte bis mittelschwere chronische Beschwerden, die durch verzehrsübliche Mengen ausgelöst werden, bleiben daher oft über lange Zeit ein Rätsel.

Lebensmittel	Ja	Nein
Sauerkraut	☐	☐
Fisch (insbesondere Backfisch, geräucherter Fisch, Fischkonserven)	☐	☐
behandelte Fleischsorten (geräuchert, in Konserven)	☐	☐
alte Käsesorten	☐	☐
Schokolade	☐	☐
Wein (insbesondere Rotwein)	☐	☐
Tomaten, Ketchup	☐	☐
alkoholische Getränke	☐	☐
diverse Medikamentenwirkstoffe wie Acetylcystein, Codein oder MCP-Tropfen	☐	☐

Beschwerdebild

Leiden Sie häufiger, ständig oder nach dem Verzehr bestimmter Speisen oder Medikamente unter einer oder mehrerer dieser Gesundheitsstörungen?

Wenn Sie in beiden Blöcken mehrere Fragen mit Ja beantwortet haben, so sollten Sie eine Histamin-Intoleranz als Auslöser Ihrer Beschwerden dringend in Betracht ziehen. Dies gilt selbstverständlich nur für den Fall, dass eine organische Krankheit ausgeschlossen wurde.

Beschwerden	Ja	Nein
Magen-Darm-Störungen (Durchfall, Bauchschmerzen oder -krämpfe, weicher Stuhl, Übelkeit, Sodbrennen, Brechreiz, Völlegefühl etc.)	☐	☐
leichte bis mittelschwere Kopfschmerzen oder Migräneattacken	☐	☐
laufende Nase, Schnupfen	☐	☐
häufiges Husten, Räuspern oder Asthma	☐	☐
Hautausschlag (Nesselsucht)	☐	☐
niedriger Blutdruck (Schwindelgefühl, Orientierungsstörungen, Übelkeit, Herzrasen)	☐	☐
Herzrhythmusstörungen (Herzrasen, Herzstolpern)	☐	☐
bei Frauen: Beschwerden (Schmerzen) am ersten Tag der Regel	☐	☐

Was ist eine Histamin-Intoleranz?

Die HIT ist keine Allergie! Da die von ihr ausgelösten Gesundheitsstörungen aber allergiebedingten Beschwerden ähneln, bezeichnet man sie als Pseudoallergie.

Wer unter einer HIT leidet, reagiert auf mäßig bis stark histaminhaltige sowie auf histaminfreisetzende Lebensmittel mit körperlichen Symptomen, die sich im Magen-Darm-Trakt ebenso manifestieren können wie in der Lunge, in den Nebenhöhlen, auf der Haut oder im Kopf. Warum die Ausprägung der Beschwerden individuell so unterschiedlich ausfällt, ist bis heute nicht geklärt.

Besonders histaminintolerante Personen können bereits bei einer Dosis von 15–30 Mikrogramm (Tausendstel Milligramm), also durch einen Bruchteil der durchschnittlichen Tagesmenge, gesundheitliche Beschwerden verspüren. Aber auch bei gesunden Menschen kann es zu lebensbedrohlichen Vergiftungen kommen, wenn die aufgenommene Histaminmenge groß genug ist. Man spricht dann von einer Lebensmittelvergiftung, im Falle verdorbener Meerestiere auch von einer Fischvergiftung.

Der Symptomauslöser Histamin befindet sich sowohl in den körpereigenen Zellen als auch in fast allen Nahrungsmitteln. Die Histaminbelastung einzelner Nahrungsmittelgruppen ist dabei sehr unterschiedlich. Im Durchschnitt nehmen wir pro Tag etwa 4 mg Histamin mit unseren Speisen auf. Für gesunde Menschen stellt diese Menge kein Problem dar, für viele HIT-Betroffene allerdings schon. Nach dem Verzehr einzelner Lebensmittel oder bei besonderen Ernährungsgewohnheiten kann diese Dosis jedoch um ein Vielfaches höher sein.

Histamin-Intoleranz ist eine erworbene Krankheit

Bei der HIT handelt es sich nur in extrem seltenen Fällen um eine angeborene Krankheit. In der Regel wird sie im Laufe eines Lebens erworben. Oft verspürt man im jungen Erwachsenenalter die ersten Symptome, die sich schleichend entwickeln und mit zunehmendem Lebensalter noch verstärken können. Dieses »heimliche« Fortschreiten der Krankheit macht es sowohl den Betroffenen als auch ihren Ärzten schwer, die Symptome richtig wahrzunehmen und als Folgen einer HIT zu deuten.

Auch wenn sich in den letzten Jahren viel getan hat – die HIT hat noch nicht den Bekanntheitsgrad erlangt, der ihr eigentlich zusteht. Bedenkt man nämlich, dass 2 bis 5 Prozent der Erwachsenen unter einer Unverträglichkeit gegen histaminreiche Lebensmittel leiden, so wird verständlich, warum die Zeit für eine umfassende Aufklärung gekommen ist: Die HIT ist vermutlich um ein Vielfaches häufiger Ursache für Gesundheitsstörungen als alle Nahrungsmittelallergien zusammen.

Die Zahl der Betroffenen steigt

Während man die HIT ursprünglich für ein sehr seltenes Krankheitsbild hielt, weiß man heute mehr über ihre Bedeutung für die Abklärung allergieähnlicher Symptome. Besonders Allergologen und Fachärzte in Hautkliniken können bestätigen, dass nur ein geringer Teil der Menschen, die von sich glauben, unter einer Nahrungsmittelallergie zu leiden, tatsächlich von einer betroffen ist.

Bei den meisten ihrer Patienten stellt sich früher oder später heraus, dass mit der Nahrung zugeführtes Histamin der eigentliche Auslöser der Beschwerden ist. Auch viele Fälle von Medikamentenallergien werden immer häufiger umgedeutet in eine Histamin-Abbaustörung, also eine HIT.

Statistische Daten zur Unverträglichkeit von Histamin sind sehr rar. Man weiß aber, dass diese Krankheit bei Frauen dreimal so oft wie bei Männern vorkommt. Dies muss nicht zwangsläufig mit körperlichen Unterschieden zwischen Mann und Frau zusammenhängen. Beim Reizdarmsyndrom sind ähnliche Zahlen bekannt. Hier vermutet man, dass Unregelmäßigkeiten der normalen Verdauungstätigkeit von Frauen eher als Störung empfunden oder gedeutet werden. Frauen wären demnach sensibler für die Auswirkungen einer HIT und suchen deshalb auch häufiger einen Arzt auf. Auch wurde festgestellt, dass die Zahl der diagnostizierten Fälle steigt. Die Gründe hierfür liegen möglicherweise in der Industrialisierung der Lebensmittelzubereitung und -lagerung sowie an der steigenden Sensibilität für dieses Thema und die damit verbundene wachsende Anzahl positiver Befunde.

Mehrere potenzielle Auslöser

Nicht nur die Ausprägung der Beschwerdebilder beim Einzelnen kann sehr unterschiedlich ausfallen. Es kommen auch mehrere Auslöser infrage.

- So kann – wie wir schon wissen – der Genuss besonders histaminreicher Speisen den Organismus überlasten. Welche Speisen das sind, erfahren Sie im Kapitel »Was kann man essen – was sollte man meiden?« (Seite 86). Am Ende dieses Kapitels finden Sie auch eine Übersichtstabelle mit geeigneten und ungeeigneten Lebensmitteln bei HIT.
- Es ist aber auch möglich, das im Körper bereits vorhandene Histamin durch den Verzehr histaminfreisetzender Substanzen, sogenannter Histaminliberatoren, zu aktivieren und dadurch Beschwerden hervorzurufen. Diese Zusammenhänge werden im Abschnitt »Verzehr von Histaminliberatoren« (Seite 40) erläutert.
- Auch kann es durch einen verminderten Abbau von Histamin zu einer Überbelastung kommen. Die Gründe hierfür können vielfältig sein. Mehr dazu finden Sie im Kapitel »Ursachen der Histaminbelastung« (Seite 40).

Für Ihre Genesung ist es zwingend erforderlich, alle potenziellen Verursacher histaminbedingter Gesundheitsstörungen zu kennen. Sie werden sie im weiteren Verlauf dieses Buches näher kennenlernen.

Worin liegt der Unterschied zu einer echten Allergie?

Es wurde bereits erwähnt, dass es sich bei der HIT nicht um eine Allergie handelt. Es stellt sich nun die Frage, worin genau bei einem solch allergieähnlichen Beschwerdebild der Unterschied zu einer echten Allergie besteht. Für ein besseres Verständnis dieses Sachverhaltes ist es hilfreich, die HIT als Pseudoallergie zu beschreiben.

Dazu muss man wissen, dass Nahrungsmittelallergien in der Regel IgE-vermittelt, also von einer spezifischen Antikörperbildung begleitet sind. Diese Immunreaktion findet bei einer Histamin-Intoleranz nicht statt. Konsumiert also eine Person mit HIT ein histaminreiches Nahrungsmittel, so werden, anders als bei der Allergie, keine Antikörper gebildet, das Immunsystem wird nicht direkt beteiligt.

Die nebenstehende Abb. zeigt die wichtigsten Unterschiede zwischen einer »echten« Allergie und einer Pseudoallergie:

Was passiert bei einer Lebensmittelallergie?

Bei einer Allergie gegen bestimmte Speisen oder Getränke antwortet das Immunsystem mit einer überschießenden Reaktion auf einen Stoff, der sich im Nahrungsmittel befindet. Diesen bezeichnet man als Allergen. Die ursprüngliche Aufgabe des Immunsystems ist es, den Körper vor Fremdstoffen und Krankheitserregern zu schützen. Im Falle einer Lebensmittelallergie hält das Immunsystem einen harmlosen Nahrungsmittelbestandteil – das Allergen – für bedrohlich und produziert beim ersten Kontakt mit dieser Substanz körpereigene Abwehrstoffe, sogenannte Antikörper. Diese auch als Immunglobuline (Ig) bezeichneten Antikörper wiederum verursachen bei jedem weiteren Kontakt mit dem harmlosen Allergen verschiedenartige Wirkungen im Organismus, die wir als allergische Reaktionen kennen. Um eine Wiederholungsreaktion hervorzurufen, reichen dann meist verschwindend geringe Mengen des Allergens aus. Typisch für eine Allergie ist auch, dass die Abwehrreaktion des Immunsystems, gemessen an der Bedrohung durch den vermeintlichen Fremdstoff, viel zu heftig ausfällt. Bereits beim kleinsten Kontakt werden unverhältnismäßig große Mengen Histamin im Körper freigesetzt. Dies kann zu den bekannten Wirkungen auf die Muskulatur in Darm und Lunge, auf Gefäßsysteme und auf das Hautgewebe führen.

HIT plus Nahrungsmittelallergie

Selbstverständlich schließt eine Histamin-Intoleranz eine echte Nahrungsmittelallergie nicht aus. Im Gegenteil: Gerade wer wegen allergischer Reaktionen auf Lebensmittel unter häufigen Verdauungsbeschwerden leidet, läuft Gefahr, dadurch auch eine Intoleranz gegenüber Histamin zu entwickeln. Und umgekehrt: Nahrungsmittelunverträglichkeiten zie-

❖ Wie unterscheidet sich die echte Allergie von einer Pseudoallergie wie der Histamin-Intoleranz?

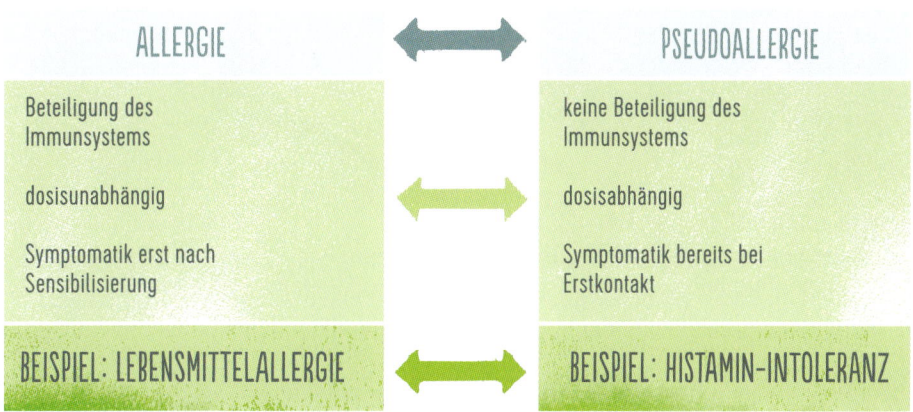

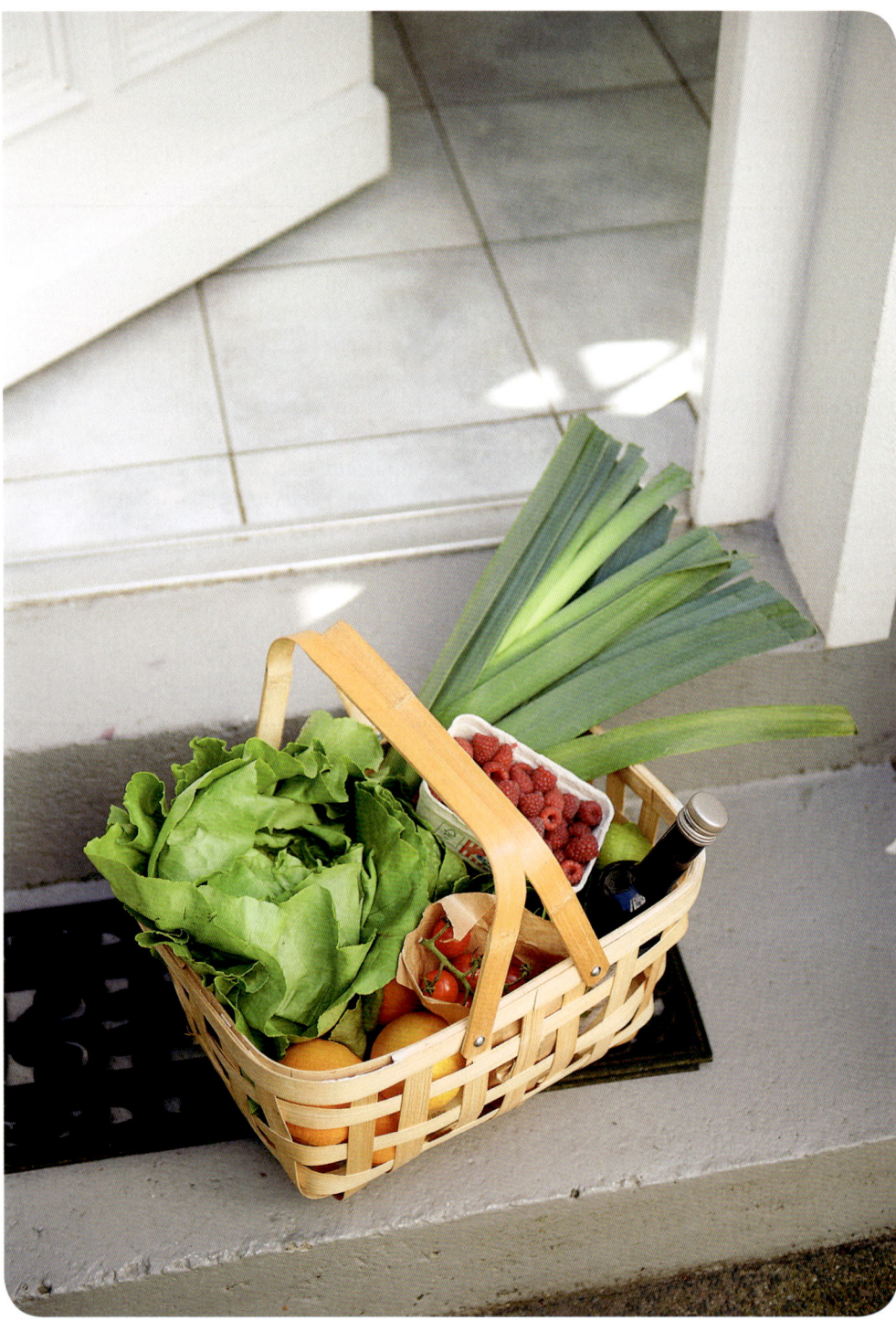

hen den Darm in Mitleidenschaft, sodass sich auch echte Nahrungsmittelallergien leichter entwickeln können.
- Die bei einer Allergie aktivierten Antikörper verursachen die Ausschüttung des Gewebehormons Histamin und führen dadurch indirekt zu Beschwerden. Bei der Pseudoallergie HIT werden die unverträglichen Histaminmengen direkt mit der Nahrung aufgenommen oder durch die verzehrte Nahrung (sogenannte Histaminliberatoren) direkt freigesetzt. Deshalb spielt bei einer Pseudoallergie auch die Menge des unverträglichen Lebensmittels eine Rolle. Je mehr man davon zu sich nimmt, desto heftiger sind die Beschwerden. Dies ist bei einer Allergie anders: Hier können bereits geringe Mengen des Allergens starke Beschwerden auslösen.
- Und der dritte Unterschied ist, dass bei der Allergie beim ersten Kontakt zunächst die Antikörper gebildet werden.

Diesen Vorgang nennt man Sensibilisierung. Erst nach erfolgter Sensibilisierung, also bei jedem weiteren Kontakt mit dem Allergen, kann sich eine Symptomatik entwickeln. Ganz im Gegensatz zur Pseudoallergie: Hier sind Beschwerden bereits beim ersten Kontakt möglich.

Nahrungsmittelallergien sind in der Bevölkerung mit einer Häufigkeit von vermutlich unter einem Prozent eher selten. Aber dank oberflächlicher Berichterstattung unkritischer Medien, in denen einfache Antworten auf komplexe Fragestellungen gegeben werden, vermuten zahlreiche Menschen eine Allergie als Grund für ihre ungeklärten Gesundheitsstörungen. Der vom Patienten geäußerte Verdacht auf eine Nahrungsmittelallergie lässt sich jedoch nur selten bestätigen, die vermutete Allergie durch Austestung nicht verifizieren.

◂ Nicht jedes Obst oder Gemüse wird vertragen. Suchen Sie sorgfältig aus.

Die Symptome einer Histamin-Intoleranz

Eine Histamin-Intoleranz kann sich durch unterschiedliche Beschwerden äußern. Neben Blähungen und Durchfall kann es auch zu vielen anderen Symptomen kommen.

Wie wir bereits wissen, fallen die Beschwerdebilder bei einer HIT höchst unterschiedlich aus. Es ist nicht bekannt, wieso einige Menschen auf eine durch Histamin mit Magen- und Darmbeschwerden reagieren, während andere chronische Kopfschmerzen oder einen Asthmaanfall erleiden. Sicher ist aber, dass Gesundheitsstörungen dann auftreten, wenn der Organismus mit mehr Histamin belastet wird, als er abbauen kann.

Die bislang bekannten und wissenschaftlich gesicherten Symptome einer HIT schauen wir uns nun näher an. Es ist nicht auszuschließen, dass noch weitere Gesundheitsstörungen auftreten können, die bisher nicht mit einer Überbelastung durch Histamin in Verbindung gebracht wurden. In den letzten Jahren gab es dazu aber keine neuen Erkenntnisse.

Beschwerden des Magen-Darm-Trakts

Die am häufigsten beklagten Symptome einer HIT betreffen den Verdauungstrakt. Daher wird bei der Ursachensuche meist zunächst der Verdacht auf eine Nahrungsmittelallergie geäußert.

Oft wird erst nach erfolglosen Allergietestungen und Eliminationsdiäten eine HIT in Betracht gezogen. Dabei könnten Ärzte schon durch eine gezielte Befragung der HIT auf die Spur kommen und damit dem Patienten so manche unangenehme und überflüssige Untersuchung ersparen.

Ein Problem bei der Erkennung und Deutung histaminbedingter Magen-Darm-Beschwerden besteht darin, dass in der Regel nur vereinzelte Abschnitte des Verdauungskanals von den Auswirkungen einer Histaminaufnahme betroffen sind. Wer bereits wenige Minuten nach dem Verzehr besonders histaminreicher Speisen erste Magenbeschwerden wie Übelkeit, Oberbauchschmerzen oder Erbrechen verspürt, wird relativ schnell den Zusammenhang zwischen seinem Unwohlsein und dem Genuss bestimmter Nahrungsmittel herstellen können.

Anders sieht es aus, wenn sich – wie bei den meisten Betroffenen – die HIT in den tiefer gelegenen Darmabschnitten manifestiert. Zwischen dem Verzehr der symptomauslösenden Lebensmittel und dem Entstehen von Beschwerden können dann viele Stunden vergehen. Geht man innerhalb dieses Zeitraums zu Bett, so verlagern sich die Gesundheitsstörungen sogar auf den nächsten Tag und sind dann kaum noch mit dem Essen vom Vortag in Verbindung zu bringen.

❦ Eine Histamin-Intoleranz kann vielfältige Symptome zur Folge haben.

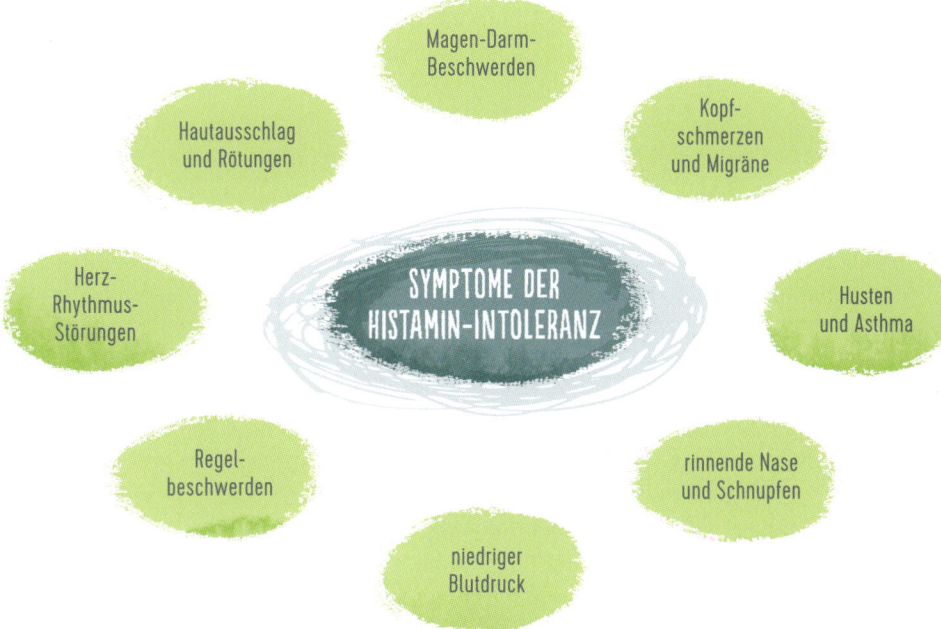

Mögliche Verdauungsbeschwerden bei einer HIT

- Durchfall
- Übelkeit nach dem Essen
- Völlegefühl
- Sodbrennen
- Blähungen
- Bauchschmerzen und Magenkrämpfe
- weicher Stuhl
- erhöhte Stuhlfrequenz
- Brechreiz und Erbrechen
- Müdigkeit nach dem Essen
- unangenehmer Stuhldrang
- Blähbauch

Kopfschmerzen und Migräne

Zu den zentralnervösen Symptomen einer HIT zählen leichte bis mittelschwere, teils chronische Kopfschmerzen genauso wie die gefürchteten Migräneattacken, unter denen rund 12 % der westeuropäischen Bevölkerung im Laufe ihres Lebens mindestens einmal leiden.

Die Migräne betrifft Frauen dreimal häufiger als Männer. Viele der Patienten halten chronische Kopfschmerzen für normal und machen sich keine Hoffnungen, eines Tages ein Leben ohne sie zu führen. Dabei konnte in einer Studie bei 64 % der Migränepatienten eine Besserung oder sogar eine vollständige Heilung nur durch die Einhaltung einer histaminarmen Kost herbeigeführt werden. Umgekehrt ließ sich in einer anderen Studie bei 24 von 25 Migränepatienten ein Migräneanfall durch die Injektion von Histamin auslösen.

Häufiger Auslöser von histaminbedingten Kopfschmerzen oder Migräne ist der Wein. Dieser kann über verschiedene Mechanismen zu HIT-Symptomen führen, worauf später noch ausführlich eingegangen wird. Der Histamingehalt des Getränks an sich kann Beschwerden hervorrufen. Alkohol führt jedoch auch dazu, dass in körpereigenen Zellen gespeichertes Histamin freigesetzt wird. Zugleich hemmt der Alkohol den Abbau des Histamins. Zudem erhöht Alkohol die Durchlässigkeit der Darmwand. Die Aufnahme des Histamins wird hierdurch erleichtert. Wenn Sie also histaminreiche Speisen gemeinsam mit Alkohol verzehren – zum Beispiel Käse mit Rotwein – landet besonders viel Histamin im Blut.

Prinzipiell können jedoch alle histaminreichen oder histaminauslösenden Lebensmittel Kopfschmerzen herbeiführen, und das nicht nur bei Menschen mit einer HIT, sondern in Abhängigkeit von der Menge auch bei gesunden Personen, wie eine Studie gezeigt hat.

Schmerzmittel können die Symptome verstärken

Chronische Kopfschmerzen veranlassen die Betroffenen häufig zum regelmäßigen Ge- bzw. Missbrauch von Schmerzmitteln. Darin liegt ein weiteres Problem: Viele dieser Medikamente blockieren das histaminabbauende Enzym Diaminoxidase oder verstärken die Freisetzung des in den körpereigenen Zellen gebundenen Histamins (diese Vorgänge werden im weiteren Verlauf dieses Buches noch genauer erläutert). Dadurch kommt es zu einer zusätzlichen Verstärkung der ohnehin schon problematischen Intoleranz gegenüber diesem Stoff.

Hautausschlag und -rötungen

Die auch als Nesselsucht bekannte Urtikaria stellt eine weit verbreitete Form des Hautausschlags dar. Sie führt insbesondere bei physikalischen Reizen wie Kratzen, Wärme- oder Hitzebehandlung zu juckenden Hautrötungen oder Quaddeln. Als Auslöser dieser zumeist chronischen Hautkrankheit wird nicht selten fälschlicherweise eine nicht näher definierte Nahrungsmittelallergie vermutet. Tatsächlich aber ist die Urtikaria als Folge einer Allergie extrem selten. Man schätzt, dass in 30 % aller Fälle eine pseudoallergische Reaktion der Grund für diesen lästigen Hautausschlag darstellt.

Doch nicht nur bei chronischer Urtikaria, sondern auch bei dem sogenannten atopischen Ekzem konnte häufig eine Linderung der Beschwerden nach der Verordnung einer histaminarmen Kost festgestellt werden.

Ebenfalls typisch für eine HIT ist das Erröten des Gesichts (Flush) direkt nach dem Genuss histaminreicher Speisen oder (alkoholischer) Getränke sowie eine nach körperlicher Anstrengung auftretende Hautrötung mit Hitzegefühl, die sich besonders stark im oberen Brustkorb bemerkbar macht.

Johanna
»Es begann mit Hautausschlag«

Bei mir zeigte sich die Histamin-Intoleranz mit einem Hautausschlag. Wobei ich zunächst natürlich nicht wusste, woran es lag. Am störendsten war der ewige Juckreiz. Ich war ständig am Kratzen, vor allem nachts. Mein Hautarzt meinte, ›das sieht nach einer Allergie‹ aus, und hat mich zum Testen zu einem Allergologen geschickt. Der Prick-Test gegen alle möglichen Sachen verlief aber negativ. Der Allergologe meinte, wir könnten jetzt noch einen Bluttest machen, fragte mich aber auch, ob ich mir vorstellen könne, dass ich was Unverträgliches gegessen hätte, und zählte auf: z. B. Rotwein, Käse, Salami, Schokolade, Sauerkraut, Thunfisch, Erdbeeren. Als ich ihm sagte, dass ich am Abend bevor ich den Ausschlag bekam, mit meinem Freund beim Italiener war und Thunfisch-Salat und Pizza mit Anchovis gegessen und dazu Rotwein getrunken hatte, meinte er: ›Na, dann würde ja nur noch der Käse zum Abschluss fehlen‹. Ich habe ihn wohl ziemlich verständnislos angeguckt. Ja, ich hatte auch Käse gegessen, aber mir war nicht klar, wieso ihn das so freute.

Er hat mir dann erklärt, dass diese Lebensmittel einen sehr hohen Histamingehalt hätten und zu diversen allergieähnlichen Symptomen führen könnten. Ich hätte vermutliche eine Histamin-Unverträglichkeit. So ganz sind mir die Zusammenhänge bei seinen Erklärungen noch nicht klar geworden, aber auf jeden Fall hatte er mir eine Verbotsliste von Lebensmitteln mitgegeben, die ich in den nächsten Wochen meiden sollte. Ich bin total happy, denn es hat wirklich funktioniert! Jetzt möchte ich schon aufpassen, dass mir das nicht wieder passiert. Schokolade steht auch auf der Liste, das ist für mich ziemlich hart, mal schauen, wie lange ich das durchhalte. Ein schöner Nebeneffekt ist, dass es mir auch mit der Verdauung viel besser geht. Blähungen und häufiger Stuhlgang waren für mich eigentlich ganz normal. Jetzt macht auch der Darm mir viel weniger Probleme und ich fühle mich irgendwie wohler.

Husten und Asthma

Rund 5 % aller Erwachsenen in den westlichen Industrieländern sind Asthmatiker. Bei vielen von ihnen spielt bei der Krankheitsentstehung die Ernährung eine wichtige Rolle. Man geht seit Neuestem davon aus, dass der histaminbedingte Anteil der Fälle von Atemwegserkrankungen deutlich höher liegt als bislang angenommen.

Zum Nachweis einer Asthmaerkrankung führt man in der medizinischen Praxis unter anderem einen Provokationstest durch: Kommt es nach Inhalation von Histamin zu einem Hustenanfall, so ist der Nachweis für das Vorliegen einer asthmatischen Erkrankung erbracht. Menschen mit einer HIT haben teilweise permanent einen erhöhten Histaminspiegel. Dadurch wird vermehrt Histamin über die Blutbahn in die Lunge geleitet, wo es denselben Effekt ausübt wie das beim Provokationstest eingeatmete Histamin. Auch häufiges Räuspern und Hüsteln können daher Symptome einer HIT sein.

Laufende Nase und Schnupfen

Diese Symptome werden von den meisten Betroffenen gar nicht als störend empfunden und stellen auch nicht unbedingt das schwerste Krankheitszeichen der HIT dar. Und dennoch gehören die laufende Nase und auch der chronische Schnupfen zu den Symptomen, die durch ein Übermaß an Histamin ausgelöst werden können und die sich dementsprechend bei Einhaltung einer histaminarmen Kost deutlich abschwächen oder aber völlig verschwinden. Die Beschwerden treten häufig sehr schnell nach dem Genuss histaminreicher Speisen, insbesondere alkoholischer Getränke, auf und ähneln einem allergischen Schnupfen.

Niedriger Blutdruck

Ein häufig verkanntes Krankheitszeichen, das nicht nur oft fehldiagnostiziert wird, sondern auch eine schwere Belastung für die Lebensqualität des Betroffenen darstellt, ist der niedrige Blutdruck (Hypotonie). Während das Gegenteil, also der krankhaft erhöhte Blutdruck (Hypertonie), von Medizinern ganz zu Recht als bedrohliche Krankheit angesehen und entsprechend behandelt wird, betrachtet man den niedrigen Blutdruck als harmlose und unabänderliche Kleinigkeit, die nebenbei auch noch einen positiven Einfluss auf die zu erwartende Lebensdauer ausübt.

Dabei wird allerdings übersehen, dass Menschen mit dieser Störung tagtäglich mit Gesundheitsbeschwerden konfrontiert sind, die ihnen das Leben zur Hölle machen können. Dies gilt ganz besonders für den Fall, dass dem Betroffenen die Ursachen für seine chronischen oder sporadisch auftretenden Probleme nicht bekannt sind.

Therapieversuche, die von ärztlicher Seite unternommen werden, sind meist wenig effizient. Klassische Empfehlungen zu Ausdauersport und Wechselduschen oder die Verordnung eines blutdrucksteigernden Medikamentes sind – wenn überhaupt – erst nach langfristiger Anwendung wirksam. Nur die Senkung des Histaminaufkommens stellt eine sinnvolle Therapie eines durch HIT bedingten niedrigen Blutdrucks dar.

Folgen eines niedrigen Blutdrucks

Niedriger Blutdruck ist mehr als nur ein medizinischer Messwert. Er kann beim Betroffenen direkt oder indirekt zu folgenden Beschwerden führen:
- Schwindelgefühl
- Herzrasen

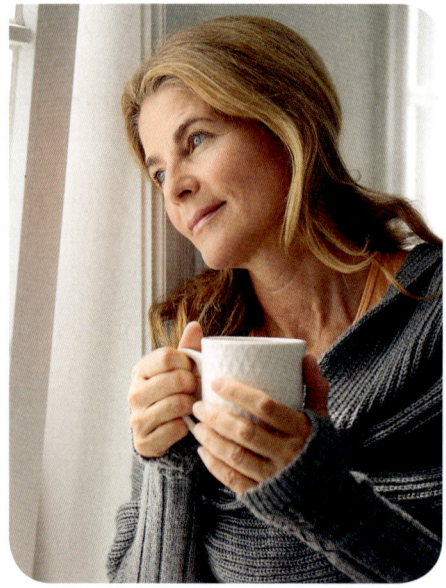

- Übelkeit
- Brechreiz
- Panikattacken
- Schweißausbrüchen
- Kollaps
- Schwächegefühl
- Antriebslosigkeit
- Depressionen

Herzrhythmusstörungen

Gerät der Herzschlag aus dem Takt, so kann dies unterschiedlichste Ursachen haben. Eine davon ist die HIT. Herzrhythmusstörungen machen sich nach einer Histaminüberbelastung meist durch ein »Herzstolpern« bemerkbar. Sie treten besonders nach (übermäßigem) Konsum alkoholischer Getränke auf. Betroffen von histaminbedingten Herzrhythmusstörungen sind in erster Linie Jugendliche und junge Erwachsene. Zum Ausschluss einer schweren Herz-Kreislauf-Erkrankung sollte im Zweifelsfall aber ein Facharzt konsultiert werden.

Regelbeschwerden

Jede zweite Frau leidet am ersten Tag ihrer Menstruation unter krampfartigen Schmerzen, die sich auch mit Schmerz-

◂ Vor und während der Menstruation sollten von HIT betroffene Frauen besonders sorgfältig auf eine histaminarme Ernährung achten.

mitteln nur schwer unterdrücken lassen. In 10–15 % aller Fälle kommt es dadurch zu schweren körperlichen Beeinträchtigungen.

Das komplexe hormonelle Zusammenspiel und die Rolle anderer beteiligter Faktoren, die zu diesen Beschwerden führen, sind bei Weitem noch nicht vollständig aufgeklärt. Es scheint aber in vielen Fällen eine Verbindung zum Histaminspiegel zu geben, der bei Vorliegen einer HIT erhöht sein kann.

Es wurde auch festgestellt, dass das histaminabbauende Enzym Diaminoxidase zu Beginn der Regel in abgeschwächter Form vorliegt. Dadurch kommt es zusätzlich zu einer erhöhten Intoleranz gegenüber Histamin.

Die Wirkungen des Stoffes Histamin auf Organe und Gefäße des Körpers sind, wie wir noch sehen werden, sehr vielschichtig und bei Weitem nicht vollends bekannt. Und so kann eine HIT auch eine Reihe weiterer Symptome verursachen, deren Entstehungsweise nicht hundertprozentig geklärt ist. Dies ist auch der Grund dafür, dass die vorhergehende Aufstellung keinesfalls Anspruch auf Vollständigkeit erheben kann.

Die folgende Aufzählung nennt alle Symptome, von denen bekannt ist, dass sie in der Folge einer HIT auftreten können.

Alle Symptome einer Histamin-Intoleranz auf einen Blick

Magen-Darm-Beschwerden
- Durchfall
- weicher Stuhl
- Übelkeit nach dem Essen
- erhöhte Stuhlfrequenz
- Völlegefühl
- Brechreiz
- Erbrechen
- Sodbrennen
- Reizmagen
- Reizdarm
- Blähungen
- Müdigkeit nach dem Essen
- Bauchschmerzen
- Stuhldrang
- Magenkrämpfe
- Blähbauch

Kopfschmerzen und Migräne
- leichte bis mittelschwere Kopfschmerzen
- Migräneattacken
- chronische Kopfschmerzen

Hautbeschwerden
- Urtikaria (Nesselsucht)
- Hautausschlag
- Hautrötungen (insbesondere im Brustkorbbereich)
- Quaddeln

- atopisches Ekzem
- Erröten des Gesichts (Flush)
- Hautrötungen mit Hitzegefühl

Husten und Asthma
- asthmatische Beschwerden
- chronisches Asthma
- häufiges Räuspern

Schnupfen
- laufende Nase
- chronischer Schnupfen
- verstopfte Nebenhöhlen

Niedriger Blutdruck
- Schwindelgefühl
- Schweißausbrüche
- Herzrasen
- Kollaps
- Übelkeit
- Schwächegefühl
- Brechreiz
- Antriebslosigkeit

- Panikattacken
- Depressionen

Herzrhythmusstörungen
- Herzstolpern
- starkes Herzklopfen

Regelbeschwerden
- starke Schmerzen

Unspezifische Symptome
- subjektives Krankheitsgefühl
- Hitzewallungen
- Stimmungsschwankungen
- Nervosität
- Erschöpfungszustände
- Schlafstörungen
- Antriebsschwäche
- Konzentrationsschwäche
- innere Unruhe
- Abgeschlagenheit
- Gliederschmerzen
- soziale Isolation

Wann entsteht Histamin und wie wirkt es?

Histamin wird im Verlauf der Verdauung im Körper freigesetzt und hat Auswirkungen auf die unterschiedlichen Organe. Schauen wir die Zusammenhänge genauer an.

Histamin ist ein biogenes Amin, das bei der Zersetzung von Eiweiß bzw. durch die Abspaltung von Kohlendioxid (Decarboxylierung) aus Aminosäuren entsteht. Biogene Amine werden im Stoffwechsel von tierischen und pflanzlichen Geweben gebildet und kommen damit naturgemäß in Nahrungsmitteln vor. Die chemische Substanz Histamin ist seit rund 100 Jahren bekannt. Sie wird durch Abspaltung von Kohlendioxid aus der Aminosäure Histidin gebildet, welche natürlicherweise in Eiweißstoffen vorkommt.

Histamin wird auch aktiv vom menschlichen Organismus gebildet. Da es an verschiedenen Körperfunktionen, wie z. B. der Magensaftsekretion und dem Zellwachstum beteiligt ist, wird es in Blutzellen (basophilen Granulozyten) und Gewebezellen (Mastzellen) gelagert und steht dort bis zu seiner Freisetzung zur Verfügung. In für die HIT vermutlich weniger bedeutenden Mengen wird Histamin auch von den im menschlichen Verdauungstrakt befindlichen Darmbakterien gebildet.

Wodurch wird Histamin freigesetzt?

Histamin kann durch drei Reaktionen aus seiner Speicherzelle freigesetzt werden:

Allergisch: Histamin ist ein wichtiger Botenstoff für allergische Reaktionen. Es wird durch Immunreaktionen von allergenen Stoffen nach Verbindung mit IgE-Antikörpern an der Zelloberfläche freigesetzt. Dieser Freisetzungsweg spielt bei der HIT keine Rolle.

Pseudoallergisch: durch direkte Histaminfreisetzung ohne spezifische Sensibilisierung durch Kontakt mit Histaminliberatoren. Als Histaminliberatoren wirken verschiedene biogene Amine, Alkohol und Medikamente. Auf diesem Weg kommt es bei einer HIT häufig zu einer zusätzlichen Histaminbelastung.

Physikalisch: Auch eine temperatur-, druck- oder verletzungsbedingte Freisetzung ist möglich.

Histaminfreisetzung

Das in den Körperzellen gebundene Histamin verursacht keine Beschwerden, solange es nicht aktiviert wird. Kommt es allerdings z. B. zum Kontakt mit einem Allergen, so findet an der Kontaktstelle eine allergische Reaktion statt: Das Histamin wird freigesetzt und erzeugt am Ort des Kontakts die allergische Reaktion. Histamin ist dabei der Mediator: Als Vermittlersubstanz verursacht es Schwellungen, Rötungen, Juckreiz und Schmerzen. Histamin kann aber auch nicht allergisch durch sogenannte Histaminliberatoren freigesetzt werden.

Wenn Histamin in großen Mengen aus den Zellen freigesetzt wurde, steigt der Histaminspiegel in der Blutbahn stark an. Ein Blutdruckabfall bis hin zum Kreislaufschock ist dann möglich. Bei einem Allergiker spricht man in einem solchen Fall von einem anaphylaktischen Schock. Da es unerheblich ist, aus welcher Quelle das Histamin stammt, können auch durch die Nahrung zugeführte Mengen zu einer allergieähnlichen Symptomatik führen.

Wie wirkt Histamin auf Organe und Gefäße?

In einem Teilbereich der Medizin, der sogenannten Pathophysiologie, untersucht man die Entstehung von krankhaft gestörten Lebensvorgängen. Auf die HIT bezogen bedeutet das, der Frage nach dem Zusammenhang zwischen einem Übermaß an Histamin und der Ausbildung organischer oder gefäßbedingter Gesundheitsstörungen auf den Grund zu gehen.

Prinzipiell entstehen HIT-bedingte Beschwerden durch eine Überlastung des Organismus mit dem Stoff Histamin. Dabei spielt es keine Rolle, ob diese Substanz mittels sogenannter Histaminliberatoren aus den körpereigenen Zellen freigesetzt oder mit der Nahrung aufgenommen wird.

Im letzteren Fall besorgt die Diaminoxidase (DAO), ein im Darm vorkommendes Enzym, beim gesunden Menschen den Abbau des Histamins bereits im Dünndarm. Liegt eine HIT vor, so ist die DAO zu schwach, um alle biogenen Amine umzuwandeln. Die Restmengen werden in der Folge von den Darmzellen aufgenom-

Beim Lebensmittelverderb steigt der Histamingehalt

Für die Lebensmittelindustrie von Bedeutung ist die Tatsache, dass Histamin im Rahmen von Gärungsprozessen entsteht. Unter einer Gärung versteht man die Umwandlung von organischen Stoffen durch Enzyme unter Beteiligung von Bakterien. Auf Nahrungsmittel bezogen bedeutet es, dass sich ihr Histamingehalt stetig bei Anwesenheit dieser Mikroorganismen verändert. Der steigende Histamingehalt führt letztlich zum Verderb eines Lebensmittels. Die Geschwindigkeit, mit der dieser Verderb vonstattengeht, hängt von mehreren Faktoren ab. Hierzu zählen insbesondere die Lagerungstemperatur, die Anzahl bereits vorhandener Mikroben sowie das Vorhandensein von Sauerstoff. Fehlende Kühlung, ungünstige hygienische Verhältnisse und schlechte Verpackung begünstigen also den Verderb von Speisen. Deswegen dient der Histamingehalt als Indikator für die Frische von verarbeiteten oder gelagerten Lebensmitteln. Histamin ist geschmacks- und geruchsneutral, lässt sich aber mittels aufwendiger Verfahren messtechnisch bestimmen.

men und in die Blutbahn geleitet. Über diese werden sie zur Leber transportiert, wo ein weiterer Abbaumechanismus das übrig gebliebene Histamin verarbeitet. Im Organismus wirkt Histamin in freier Form auf verschiedene Arten.

Besonders ausgeprägte Wirkungen von Histamin:
- Beeinträchtigungen des Magen-Darm-Trakts,
- Erweiterung der Gefäße des Herz-Kreislauf-Systems,
- Beeinträchtigungen des Zentralnervensystems,
- Beeinträchtigungen des Bronchialsystems,
- Veränderungen an der Haut.

Verdauungsstörungen

Verdauungsstörungen sind die mit Abstand häufigsten Symptome einer Histamin-Unverträglichkeit. Dies hat im Wesentlichen drei Gründe:
- Erstens findet durch die Nahrungsaufnahme in Magen und Darm der intensivste Kontakt zu den durch Lebensmittel aufgenommenen Histaminrationen statt. Dadurch kommt es lokal auch zu spontanen Beschwerdebildern.
- Zweitens sind Magen und Darm zu ihrem eigenen Schutz von innen mit einer Schleimschicht ausgestattet, die als Magen- bzw. Darmschleimhaut bezeichnet wird. Wie bei allen menschlichen Schleimhäuten kann es besonders

hier bei Kontakt mit Histamin, also beim Verzehr histaminreicher Speisen, zu Schleimhautschwellungen und in deren Folge zu schweren Verdauungsstörungen kommen.
- Der dritte Grund für die häufige Beteiligung des Magen-Darm-Trakts liegt darin, dass der gesamte Verdauungskanal von einer glatten Muskulatur umgeben ist. Histamin kann eine Kontraktion der Magen-Darm-Muskulatur bewirken. Durch das krampfartige Zusammenziehen dieser an der Verdauungsarbeit maßgeblich beteiligten Muskeln kommt es bei den Betroffenen zu schweren Beeinträchtigungen der Magen-Darm-Tätigkeit, die sich in Koliken mit heftigen Leibschmerzen, Durchfall, Sodbrennen oder Erbrechen äußern können. Der Betroffene leidet dann meist unter schmerzhaften Bauchkrämpfen gefolgt von durchfallartigen Störungen.

Gefäßerweiterung

Histamin ist eine vasoaktive Substanz. Das bedeutet, dass es die Spannung und damit in gewisser Weise die »Stabilität« von Blutgefäßen verändern kann. Durch Histamin werden Gefäße erweitert und damit durchlässiger, sie geben also mehr Flüssigkeit an das umliegende Gewebe ab. Hierdurch kann es zu einem Blutdruckabfall mit den schon besprochenen Symptomen kommen. Auch Herzrasen und Herzrhythmusstörungen sind eine Folge dieser Vasoaktivität.

Kopfschmerz und Migräne

Auch die durch Histamin ausgelöste Migräne, leichtere Kopfschmerzen und Schwindelgefühl sind vaskulär bedingt, werden also durch eine Veränderung der Blutgefäße hervorgerufen. Histamin stellt die Blutgefäße der Hirnhäute weit, wodurch diese durchlässiger werden. Entzündungsfördernde Stoffe treten in das umliegende Gewebe über, lösen eine Entzündung aus und verursachen die Schmerzen.

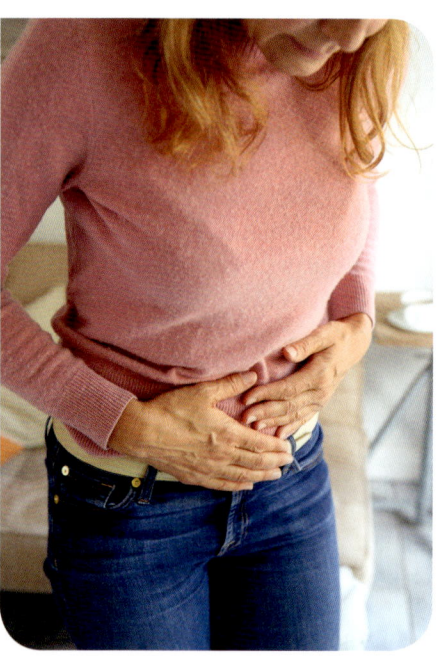

◖ Schmerzhafte Bauchkrämpfe und Durchfall können Symptome einer Histamin-Intoleranz sein.

Bronchialsystem

Dank seiner gefäßerweiternden Wirkung verursacht Histamin das vermehrte Einströmen von Blutplasma auch in die menschliche Schleimhaut, die sich im Nasenraum ebenso befindet wie im Röhrensystem der Lunge. Hierdurch kommt es zu Schleimhautschwellungen, durch die neben asthmatischen Beschwerden auch Schnupfen, Niesen und eine laufende Nase ausgelöst werden können.

Zusätzlich ruft Histamin eine Kontraktion der sogenannten »glatten Muskulatur« hervor, was bronchiale Beschwerden wie Husten und Asthma auslösen oder zusätzlich verstärken kann.

Hautveränderungen

Durch das vermehrte Ausströmen von Blutplasma in das Hautgewebe kann es zu Juckreiz, Hautrötungen und Nesselausschlag (Urtikaria) kommen. Auch ein Wirkungszusammenhang zwischen der HIT und Neurodermitis wird auf der Grundlage neuerer Studien diskutiert.

Der Abbaumechanismus für Histamin: die DAO

Bereits mehrfach wurde die Diaminoxidase (DAO) als das histaminabbauende Enzym des menschlichen Organismus erwähnt. Doch was genau ist die DAO eigentlich?

Da Histamin und andere biogene Amine kontinuierlich mit der Nahrung aufgenommen werden, muss es einen Mechanismus geben, der diese Stoffe auch wieder abbaut, da sie sich sonst zu toxisch wirksamen, also giftigen Mengen ansammeln würden. Diesen Zweck erfüllt die Diaminoxidase. Sie ist ein empfindliches Enzym, welches die genannten Substanzen katabolisiert, also im Rahmen eines Stoffwechsels abbaut. DAO wird ständig von den Zellen der Darmschleimhaut gebildet und teilweise in das Innere des Darmes abgegeben. Man findet sie in geringerer Menge auch in der Leber, den Nieren und in den weißen Blutzellen.

In der Schleimhaut des Dünndarms befindet sich die höchste DAO-Konzentration. Hier findet auch die wichtigste Abbauarbeit statt: Das durch die Nahrung aufgenommene Histamin wird größtenteils bereits durch die im Darminneren freigesetzte DAO verstoffwechselt. Der Rest wird beim gesunden Menschen beim Durchtritt durch die Darmwand von der in der schützenden Dünndarmschleimhaut vorkommenden DAO inaktiviert.

Gelangt dennoch, wie bei einer HIT möglich, Histamin durch die Darmbarriere in den menschlichen Organismus, so wird es über die Blutbahn bis in die Leber geleitet und dort durch einen weiteren Mechanismus, die sogenannte N-Methyltransferase, abgebaut. Die Bedeutung dieses Abbauverfahrens ist im

Normalfall eher gering, da hierdurch in erster Linie das im Körper gebildete Histamin umgewandelt wird.

Der gesunde Mensch verfügt über eine umfangreiche Abwehr gegen eine Histaminbelastung, sodass eine toxische Wirkung verhindert werden kann. Wird dieses Inaktivierungssystem aber durch die Aufnahme größerer Mengen oder durch die Hemmung der Enzymaktivität überfordert, so kann dies, wie wir schon wissen, ernste Folgen haben.

Das Potenzial der DAO ist bei Erwachsenen höher als bei Kindern und bei Männern höher als bei Frauen. Möglicherweise ist dies der Grund dafür, dass Frauen statistisch gesehen häufiger unter einer HIT leiden.

Bekannte DAO-Hemmer sind andere biogene Amine, verschiedene Medikamente sowie Alkohol.

Ursachen der Histaminbelastung

Im Organismus addieren sich die einzelnen Histaminmengen verschiedenen Ursprungs zu einer Gesamtmenge auf, die sich als Histaminspiegel messen lässt. Wird dabei die individuelle Toleranzgrenze überschritten, so reagiert der Körper mit den bereits beschriebenen Symptomen. Insgesamt kann der Organismus auf sechs verschiedenen Wegen mit mehr Histamin belastet werden, als er gegenwärtig abbauen kann:
- Verzehr histaminreicher Nahrungsmittel,
- Verzehr von Histaminliberatoren,
- Verzehr anderer biogener Amine,
- Hemmung der DAO,
- Magen-Darm-Infekt,
- angeborener Enzymdefekt.

Alle genannten Punkte können einzeln auftreten und zu Gesundheitsbeschwerden führen. Besonders schwere Beeinträchtigungen drohen insbesondere, wenn mehrere der Auslöser gleichzeitig in Erscheinung treten. Dies ist leider häufig der Fall. Schauen wir uns die sechs möglichen Ursachen für eine Histaminüberlastung nun im Einzelnen an.

Verzehr histaminreicher Nahrungsmittel

Der Konsum von Lebensmittel mit hohem Histamingehalt ist naturgemäß der bekannteste Auslöser von Gesundheitsstörungen, die mit einer HIT in Zusammenhang gebracht werden. Bekannte »Histaminbomben« sind Fischkonserven (z. B. Thunfisch), Käse, Salami und Sauerkraut. Welche anderen histaminreichen Speisen es gibt und wie hoch der Histamingehalt einzelner Lebensmittel im Durchschnitt ist, erfahren Sie im Kapitel »Was kann man essen, was sollte man meiden« (Seite 86).

Verzehr von Histaminliberatoren

Da der Stoff Histamin an vielen menschlichen Körperfunktionen beteiligt ist, wird er vom Organismus regelmäßig produziert und in Mastzellen gespeichert. Er ist also stets vorhanden, hat aber keine Auswirkungen, solange er in den Speicherzellen verbleibt. Bei einer HIT kann dieses Histamin unter gewissen Umständen ungewollt freigesetzt werden. Das Immunsystem ist an diesem Vorgang, anders als bei einer Allergie, nicht beteiligt. Substanzen, welche die Freisetzung des körpereigenen Histamins bewirken, nennt man Histaminliberatoren.

Über die Wirkungsweise der Histaminliberatoren weiß die Wissenschaft nur wenig. Ein bedeutender Histaminliberator ist der Alkohol. Nahrungsmittel, die im Verdacht stehen, als Histaminliberatoren zu wirken, sind u. a. Erdbeeren, Tomaten, Ananas, Kiwi, Birnen, Zitrusfrüchte, Nüsse und Meeresfrüchte.

Verzehr anderer biogener Amine

Histamin ist der wohl bekannteste Vertreter der biogenen Amine. Aber nicht nur Histamin, sondern auch viele weitere biogene Amine werden von der DAO abgebaut. Allein im Wein wurden bislang mehr als 20 weitere Stoffe dieser Art entdeckt, deren Bedeutung und Wirkung sehr unterschiedlich sind. Die bekanntesten in Nahrungsmitteln vorkommenden biogenen Amine sind: Tyramin, Spermidin, Tyrosin, Spermin, Serotonin, Cadaverin, Putrescin, Phenylephrin, Phenylethylamin, Oktopamin.

Dass mittels DAO gleich mehrere biogene Amine abgebaut werden, kann für den Abbau von Histamin zum Problem werden: Alle biogenen Amine konkurrieren nämlich um die vorhandene DAO. Die meisten von ihnen werden beim Abbau aber bevorzugt, da sie eine höhere Affinität zur DAO besitzen als Histamin. Daher kann Histamin nur dann abgebaut werden, wenn die DAO nicht durch andere biogene Amine besetzt ist.

Befinden sich also viele weitere biogene Amine in einem Nahrungsmittel, so kann es passieren, dass das vorhandene Potenzial an DAO bereits zu größten Teilen von diesen Stoffen ausgeschöpft wird, sodass für die Umwandlung des Histamins keine DAO mehr zur Verfügung steht. Dadurch kann es zu einer Histaminüberlastung des Organismus kommen.

Einige biogene Amine üben auch einen direkten Einfluss auf den Organismus aus, etwa indem sie hemmend auf die DAO wirken, die Blutgefäße erweitern oder als Histaminliberatoren fungieren. Aus diesem Grund können auch Lebensmittel, die überhaupt kein Histamin enthalten, aber reich an anderen biogenen Aminen sind, Beschwerden verursachen. Speisen dieser Art sollten daher bei einer histaminarmen Diät nicht verzehrt werden.

Wirkungen einiger biogener Amine

biogenes Amin	angenommene Wirkungen	in relevanten Konzentrationen enthalten in
Tyramin	hat gefäßerweiternde Wirkung	Himbeeren Tomaten und Ketchup Spinat Käse Rotwein Sojasauce
Spermidin	wirkt als Histaminliberator	Birnen Cashewnüssen Hülsenfrüchten Weizenkeimen
Spermin	wirkt als Histaminliberator	Birnen Cashewnüssen Hülsenfrüchten Weizenkeimen
Serotonin	hat gefäßerweiternde Wirkung	Ananas Bananen Papaya Walnüssen
Cadaverin	wirkt als Histaminliberator	Weizenkeimen
Putrescin	hemmt den Histaminabbau	Bananen Orangen, Grapefruit Tomaten Weizenkeimen
Tyramin	hat gefäßerweiternde Wirkung	Himbeeren Tomaten und Ketchup Spinat Käse Rotwein Sojasauce
Spermidin	wirkt als Histaminliberator	Birnen Cashewnüssen Hülsenfrüchten Weizenkeimen

[Die Angaben stammen aus: Jarisch R et al. Histamin-Intoleranz. 2. Aufl. Stuttgart: Thieme 2004]

Hemmung der DAO

Wenn das Enzym, was das Histamin abbauen soll, gehemmt wird, hat das denselben negativen Effekt wie der Verzehr stark histaminhaltiger Nahrungsmittel: Im Körper gibt es ein Zuviel an Histamin mit den bekannten negativen Auswirkungen. Zahlreiche Medikamente besitzen die unerwünschte Nebenwirkung, die DAO zu hemmen. Man nennt diese Arzneien DAO-Hemmer. Einige DAO-Hemmer drosseln die Enzymproduktion – es ist also zu wenig DAO vorhanden. Andere hemmen die Aktivität der DAO oder inaktivieren sie vollständig. Zu den DAO-Hemmern zählen unter anderem einige Schmerz- und Schlafmittel, hustenlösende Substanzen und verschiedene Antirheumatika.

Bisher sind bei 94 Medikamentenwirkstoffen (Seite 82) diese Nebenwirkungen beobachtet worden. Bei Menschen mit HIT können sie, insbesondere bei gleichzeitigem Konsum histaminreicher Lebensmittel, zu umfangreichen Gesundheitsstörungen führen. Es wird also mehr Histamin zugeführt, als abgebaut werden kann. Auch wird vermutet, dass in vielen Fällen von Medikamentenallergie tatsächlich die Hemmung der DAO die Ursache der Unverträglichkeit darstellt.

Alkohol (Seite 98) ist ebenfalls ein DAO-Hemmer. Besonders durch den Genuss großer Mengen kann es leicht zu spürbaren Folgen kommen. Doch alkoholische Getränke werden auch aus anderen Gründen nicht gut vertragen.

Magen-Darm-Infekt

Das histaminabbauende Enzym – die DAO – befindet sich hauptsächlich in der Schleimhaut des menschlichen Dünndarms bzw. wird aus dieser Schicht in das Darminnere freigesetzt. Kommt es infolge eines Infekts zu einer vorübergehenden Beeinträchtigung dieser schützenden Schicht, so kann auch die DAO ihrer Aufgabe nicht mehr im erforderlichen Maße gerecht werden. Bei Durchfall oder einer durchfallartigen Störung kann die Dünndarmschleimhaut durch das veränderte pH-Milieu an verschiedenen Stellen abgetragen werden. Dadurch kommt es zu einer vorübergehenden Minderung der Enzymaktivität und infolgedessen zu einer erhöhten Intoleranz gegenüber histaminhaltigen Speisen. In der Regel verschwindet diese Form der Intoleranz nach dem Abheilen der Grunderkrankung wieder. Bei chronischen Darmentzündungen und Nahrungsmittelallergien sind die DAO und damit die Fähigkeit, Histamin abzubauen, vermindert.

Angeborener Enzymdefekt

Eine sehr seltene Form der HIT ist der angeborene Enzymdefekt. Wie aus dem Namen hervorgeht, handelt es sich hierbei um einen DAO-Enzymmangel, der von Geburt an besteht. Diese anlagebedingte Krankheit stellt einen drastischen Eingriff in die Gesundheit dar. Aufgrund der schwerwiegenden Symptomatik wird der angeborene Enzymdefekt in der Regel sehr früh entdeckt und behandelt.

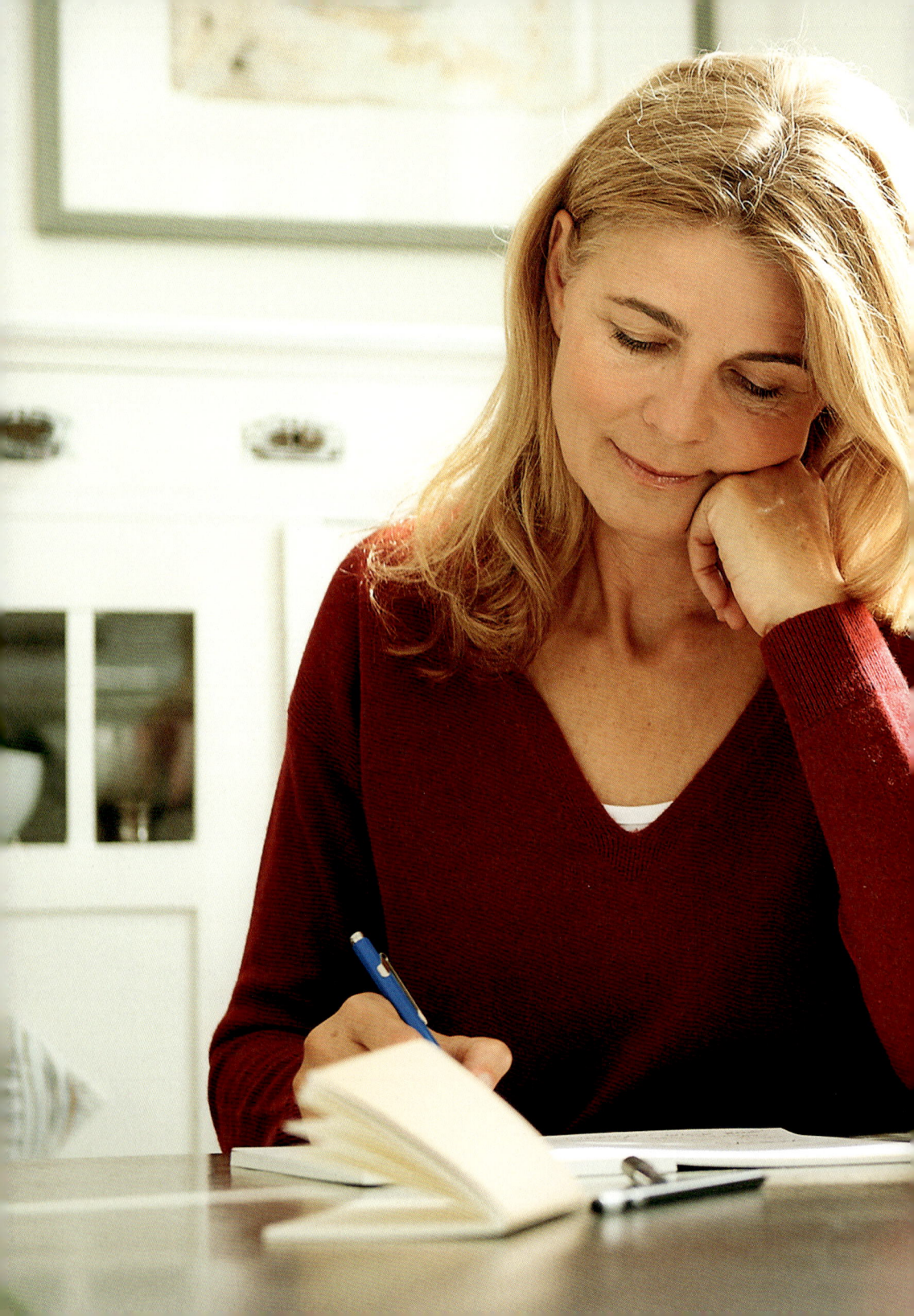

Die Erkrankung feststellen

Mithilfe von Laboruntersuchungen und der Eliminationsdiät lässt sich die HIT-Diagnose sichern. Wichtig ist auch, andere Erkrankungen auszuschließen.

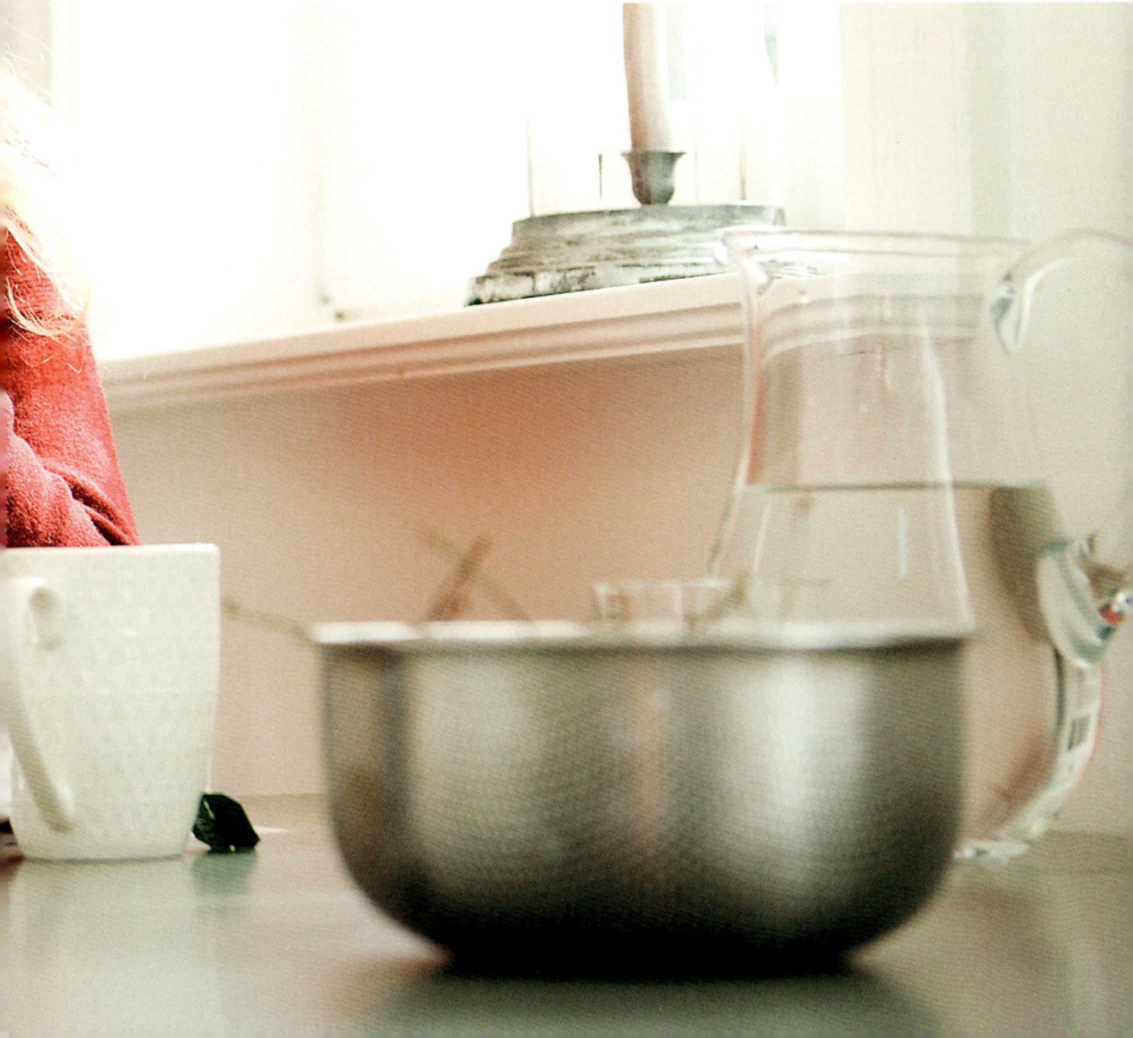

Wie erkennt der Arzt eine Histamin-Intoleranz?

Falls Sie die Vermutung haben, unter einer HIT zu leiden, sollten Sie Ihren Hausarzt darauf ansprechen. Ärzte denken oft erst sehr spät an eine Histamin-Intoleranz.

Alternativ können Sie auch einen Internisten, Allgemeinmediziner, Gastroenterologen, Ernährungsmediziner oder Allergologen aufsuchen. In jedem Fall sollten andere Erkrankungen durch eine gründliche ärztliche Untersuchung ausgeschlossen werden. Für die zuverlässige Diagnose einer HIT bedarf es in der Regel einer Kombination verschiedener Methoden. Diese sind:

- Ausschluss von Erkrankungen, die ein ähnliches Beschwerdebild hervorrufen können (Differenzialdiagnose)
- Labortests
- Eliminationsdiät (eventuell mit anschließender Provokation)

Welche Informationen benötigt der Arzt?

Im Rahmen einer gewissenhaften Befragung des Patienten durch den Arzt sollten unter anderem die folgenden Punkte angesprochen werden:
- Welche Krankheiten sind beim Patienten und seinen Familienangehörigen bekannt?
- Welche Symptome liegen vor?
- Sind Unverträglichkeiten bestimmter Nahrungsmittel bekannt?
- Liegt ein zeitlicher Zusammenhang zwischen Nahrungsaufnahme und Beschwerden vor?
- Wann traten die Beschwerden zum ersten Mal auf?
- Wie intensiv sind die Symptome?
- Wie lange dauern die Beschwerden an?

- Liegen Magen-Darm-Infekte (z. B. Blutungen) vor?
- Werden Arzneimittel eingenommen?
- Liegen klassische HIT-Symptome wie Magen-Darm-Störungen, Kopfschmerzen, Migräne, Herzrhythmusstörungen, niedriger Blutdruck, Hautreaktionen oder Schmerzen am Beginn der Regel vor?
- Liegt eine Schwangerschaft vor?

Vor jeglicher Untersuchung sollte jedoch eine ausführliche Anamnese erfolgen. In dieser Befragung sammelt der Arzt wichtige Informationen.

Histamin-Intoleranz in der Schwangerschaft

Ein Extraabsatz über die Schwangerschaft? Nicht ohne Grund: Wird Nachwuchs erwartet, so stellen sich hinsichtlich der Verträglichkeit von Histamin bedeutende Änderungen ein.

Ab dem dritten Schwangerschaftsmonat steigt die körpereigene Produktion des Enzyms Diaminoxidase in der Plazenta (Mutterkuchen) um das 300–500-Fache an. Dadurch lässt sich ein deutlicher Abfall des Histaminspiegels während der Schwangerschaft feststellen. In der Folge treten histaminbedingte Störungen, die durch eine HIT oder auch durch Allergien verursacht werden, in viel geringerem Maße oder überhaupt nicht mehr auf. Der Grund für die Überproduktion von DAO ist, dass die Gebärmutter der Schwangeren sehr histaminsensibel reagiert. Größere Mengen an Histamin führen zu einer Kontraktion des Uterus, wodurch es zu einem vorzeitigen Abgang kommen kann.

Die Tatsache, dass ein Übermaß an DAO den Organismus vor einer Histamin-

❦ Der Spiegel des histaminabbauenden Enzyms DAO steigt während der Schwangerschaft drastisch an.

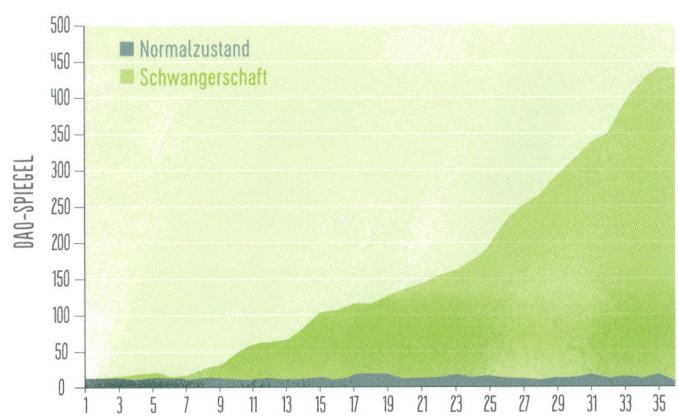

überlastung bewahrt, schützt also vor einem ungewollten Schwangerschaftsende. Der angenehme Nebeneffekt ist, dass werdende Mütter hinsichtlich ihrer Beschwerden durch eine HIT meist symptomfrei sind oder eine angenehme Verminderung verspüren. Leider verschwindet dieser Effekt nach der Geburt recht schnell.

Die Differenzialdiagnose

In jedem Fall sollte bei Vorliegen dauerhafter oder häufiger Beschwerden eine organische Erkrankung ausgeschlossen werden. Zu diesem Zweck empfiehlt sich eine umfangreiche ärztliche Grunduntersuchung und gegebenenfalls eine weitergehende Abklärung durch Fachärzte.

Neben der routinemäßigen Diagnostik sollten auch Grunderkrankungen ausgeschlossen oder behandelt werden, die eine Hemmung der Enzymaktivität der DAO bewirken können. Hierzu zählen insbesondere Erkrankungen von Entgiftungsorganen wie Leber, Darm und Nieren.

Auch Kohlenhydratunverträglichkeiten (Seite 59) wie Laktose- und Fructose-Intoleranz sollten bei einer Beteiligung des Verdauungssystems noch unbedingt vor belastenden Spezialuntersuchungen abgeklärt werden.

Da echte Nahrungsmittelallergien weitaus seltener sind als die HIT, empfiehlt es sich, vor umfangreichen Allergietestungen eine histaminbedingte Pseudoallergie in Betracht zu ziehen. Ferner sollten vor weitergehenden Untersuchungen Alkohol und Medikamentenmissbrauch als Ursache ausgeschlossen werden.

❖ Magen-Darm-Störungen können auch durch andere Unverträglichkeiten ausgelöst werden. Besonders häufig sind Fructose- und Laktose-Intoleranz.

MÖGLICHE URSACHEN FÜR MAGEN-DARM-PROBLEME

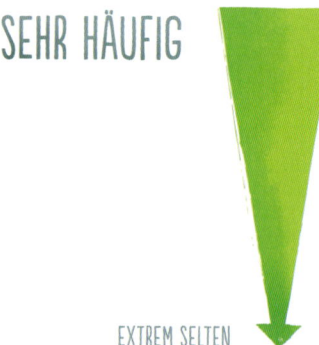

SEHR HÄUFIG
- Fructose-Intoleranz
- Laktose-Intoleranz
- Histamin-Intoleranz
- Reizdarmsyndrom

- andere Nahrungsmittelunverträglichkeiten

- Lebensmittelallergie

- chronisch entzündliche Darmerkrankung

EXTREM SELTEN
- Darmkrebs

Mögliche Laboruntersuchungen

Die HIT erfordert aufgrund ihrer vielfältigen Auswirkungen auf verschiedene Organsysteme eine detaillierte Erfassung der Symptome und deren Zusammenhänge mit dem Verzehr histaminreicher Speisen. Die Ermittlung von Laborwerten kann dabei auch eine Rolle spielen. Allerdings sind diese Verfahren bislang nicht standardisiert und daher auch nur als ein zusätzlicher Anhaltspunkt für das Vorliegen dieser Krankheit anzusehen. Nur in Zusammenhang mit Ausschlussdiagnose und Eliminationsdiät macht die Bestimmung verschiedener Blutwerte Sinn. Verschiedene Laborparameter können im Zusammenhang mit der HIT-Diagnostik untersucht werden:
- die DAO-Aktivität im Blut
- der Histaminspiegel im Urin
- der Histaminspiegel im Blut
- der Histaminspiegel im Stuhl
- H40-Hauttest
- Vitamin-B_6-, Vitamin-C- und Kupfer-Spiegel

Die DAO-Aktivität im Blut bestimmen

Der Test misst die Aktivität der im Blut enthaltenen DAO. Das histaminabbauende Enzym Diaminoxidase (DAO) wird beim Menschen hauptsächlich in den Enterozyten (Zellen des Dünndarmgewebes), aber auch in der Plazenta, der Leber und den Nieren produziert. Die Produktion der DAO und ihre Abgabe ins Darminnere erfolgt kontinuierlich. Die DAO zirkuliert auch ständig mit dem Blut durch den Körper.

Misst man die DAO-Aktivität im Blut, erlangt man Hinweise auf ihre Fähigkeit, Histamin abzubauen. Beim Gesunden wird das Histamin aus der verzehrten Nahrung bereits im Darm abgebaut und gelangt damit gar nicht oder nur in geringen Mengen in den Blutkreislauf. Bei HIT-Betroffenen finden sich sowohl im Darm als auch im Blutkreislauf Histaminmengen, die zu Beschwerden führen.

Die Geschwindigkeit, mit der Histamin abgebaut wird, ist abhängig von der Aktivität der DAO. Findet sich eine vergleichsweise geringe DAO-Aktivität im Blut, so kann das Histamin nur langsam abgebaut werden.

Man wertet dies als einen Hinweis auf das Vorliegen einer Histamin-Intoleranz. Dabei kann die DAO-Aktivität um 30–50 Prozent gegenüber dem Normalwert reduziert sein. In Einzelfällen konnte man sogar Reduktionen um bis zu 90 Prozent nachweisen.

Wie funktioniert der Test?

Zur Messung der DAO-Aktivität ist eine Blutabnahme in einer Arztpraxis oder Klinik erforderlich. Zunächst erfolgt jedoch eine gründliche Anamnese also eine Vorbesprechung zwischen Arzt und Patient über die aktuellen Beschwerden. Danach entnimmt der Arzt eine Blutprobe von mindestens 2 ml, die direkt im Anschluss zentrifugiert und bei 2–8 Grad Celsius gekühlt werden muss. Nur so bleibt die Probe bis zu einer Woche stabil und kann an ein Speziallabor zur weiteren Untersuchung gesandt werden. Dort wird das Blut mit einer histaminähnlichen Substanz vermischt und deren Abbau gemessen.

Bewertung
Die Messung der DAO-Aktivität ist sehr exakt. Dennoch ist die Interpretation der Messergebnisse Sache des behandelnden Arztes, da die Informationen der Anamnese sowie eventuell weitere Laborparameter in die Beurteilung mit einfließen.

Wie werden die DAO-Werte interpretiert?

DAO-Aktivität	Interpretation
‹ 3 U/ml	HIT anzunehmen
3–10 U/ml	HIT wahrscheinlich
› 10 U/ml	HIT eher unwahrscheinlich

Eine erniedrigte DAO-Aktivität muss nicht zwangsläufig Symptome einer Histamin-Intoleranz verursachen. Ebenso ist es möglich, dass die DAO-Aktivität bei massiver Symptomatik einer HIT unauffällig ist. Die Aktivität der DAO ist als Laborparameter zur Bestimmung einer Histamin-Intoleranz nur als ein Mosaikstein einer fundierten Diagnose zu verstehen. Es ist sinnvoll, zusätzlich zur DAO-Aktivität auch den Histaminspiegel im Urin zu bestimmen.

Den Histaminspiegel im Urin messen

Die Messung des sogenannten Methylhistamins im 24-Stunden-Sammelurin stellt einen aussagefähigen Test bei der labordiagnostischen Untersuchung auf Histamin-Intoleranz dar. Methylhistamin ist das Abbauprodukt von Histamin aus dem Blut. Da der Umbau des zirkulierenden Histamins zu Methylhistamin recht zügig geschieht, ist bei Verdacht einer kurzfristigen Histaminfreisetzung die Bestimmung von Methylhistamin im Urin sinnvoller als die Messung von Histamin im Blut. Anders ausgedrückt: Das Testergebnis einer Urinuntersuchung ist genauer und zuverlässiger als das einer Blutuntersuchung. Über die Messung des Methylhistamins im Urin entscheidet der behandelnde Arzt nach erfolgter Anamnese.

Wie funktioniert der Test?
Dem Patienten wird ein großes Behältnis mitgegeben, in das er in den nächsten 24 Stunden sämtlichen Urin entleeren muss. Dieser wird am Folgetag in ein Speziallabor zur Untersuchung gegeben. Vor dem Untersuchungszeitraum gilt es zu beachten, dass innerhalb von 24 Stunden vor der Messung keine histaminrei-

chen Speisen und Getränke verzehrt werden dürfen.

Bewertung
Der im Urin ermittelte Methylhistamingehalt wird mit Referenzwerten verglichen. Befindet sich überdurchschnittlich viel Methylhistamin im Urin, so stellt dies einen Hinweis auf das Vorliegen einer Histamin-Intoleranz dar. Zur endgültigen Beurteilung werden aber auch die Erkenntnisse aus der Anamnese sowie die Ergebnisse aus der Messung der DAO-Aktivität im Blut herangezogen. Gemeinsam stellen diese drei Untersuchungsverfahren zuverlässige Kriterien für die Diagnose der HIT dar.

Nur bedingt geeignet: Histaminspiegel im Blut

Die Messung des Histaminaufkommens in der Blutbahn ist nur bedingt geeignet für die Diagnose einer HIT. Bereits wenige Minuten nach seiner Freisetzung wird Histamin in der Blutbahn nämlich in Methylhistamin umgewandelt. Außerdem gilt es zu berücksichtigen, dass sich der Histaminspiegel im Blut im Tagesverlauf stark verändern kann. Es handelt sich also um eine sehr variable Größe, die von vielen Faktoren (Ernährung, Aktivitäten etc.) abhängig ist. Aus diesen Gründen eignet sich die soeben beschriebene Bestimmung des Methylhistamins im Urin besser für die Bewertung einer Histaminbelastung. Wird dennoch ein Histaminspiegel bestimmt, so darf der Patient auch hier 24 Stunden vor der Messung keine stark histaminhaltigen Speisen und Getränke zu sich nehmen. Die Blutprobe wird in einem aufwendigen Verfahren im Speziallabor untersucht und die Ergebnisse dem behandelnden Arzt zur Bewertung mitgeteilt.

Der Histaminspiegel im Stuhl

Der Histamingehalt kann auch im Stuhl direkt bestimmt werden. Hierzu wurde ein Stabilisierungspuffer entwickelt, der den Abbau von Histamin durch Proteasen im Stuhl hemmt und damit eine zuverlässige Bestimmung bei geringem Aufwand ermöglicht.

Wie funktioniert der Test?
Auch bei diesem Verfahren dürfen an den Vortagen keine histaminreichen Speisen oder Getränke verzehrt werden. Die Stuhlprobe wird im Speziallabor untersucht und der Histamingehalt ermittelt. Liegt er über einem Referenzwert, so kann dies auf eine Histamin-Intoleranz hinweisen.

Bewertung
Hohe Histaminkonzentrationen im Stuhl erlauben Rückschlüsse auf das Vorliegen einer Histamin-Intoleranz. Aber auch IgE-vermittelten Nahrungsmittelallergien sowie chronisch entzündlichen Darmerkrankungen kann man damit auf die Schliche kommen. Die gleichzeitige Bestimmung von DAO-Aktivität und Histamin im Stuhl erlaubt wichtige Hin-

weise in der Unterscheidung von Histamin-Intoleranz und Nahrungsmittelallergie. Allerdings können auch bei diesem Verfahren die Resultate bei mehreren Messungen schwanken, sodass aufgrund des Testergebnisses allein keine sichere Aussage getroffen werden kann. Allerdings ermöglicht der Stuhltest eine Eingrenzung im Sinne einer Stufendiagnostik: Die Ergebnisse weisen die Richtung, in der weitere Diagnostik erforderlich ist.

Histamin-Test für zuhause

Im Internet locken diverse Anbieter mit einfach durchführbaren Urin-, Blut- oder Enzymtests für zuhause. Aber Vorsicht: Diese Tests sind nicht selten überteuert. Sie geben Aufschluss darüber, ob das Enzym Diaminoxidase oder Histamin in Blut oder Urin nachweisbar sind. Aus dem Messergebnis wird dann – ohne dass dies aus medizinischer Sicht sinnvoll wäre – auf das Vorliegen einer Histamin-Unverträglichkeit geschlossen. Hierbei werden die Anamnese, also die Bewertung der Vorgeschichte der Erkrankung, sowie der Krankheitsverlauf nicht in die Diagnose mit einbezogen. Allein aufgrund erhöhter Laborwerte lässt sich die Histamin-Intoleranz jedoch nicht zuverlässig diagnostizieren.

Provokationstest unter ärztlicher Aufsicht

Vereinzelt bieten Ärzte und Kliniken auch Provokationstests zum Nachweis einer HIT an. Patienten schlucken dazu eine Tablette mit 50–150 mg Histamin und wenige Stunden später werden ihre Beschwerden erfasst und mittels Symptom-Scores ausgewertet. Der Test wird zweimal ausgeführt: Einmal mit einer echten Histamin-Tablette und zusätzlich einmal mit einem wirkungslosen Placebo. Der Patient erfährt vorher natürlich nicht, welche Tablette er gerade bekommt. Aus dem ermittelten Beschwerdebild kann der Arzt auf das Vorliegen einer Histamin-Intoleranz schließen. Allerdings spiegelt die Einnahme einer Tablette nicht einmal ansatzweise die natürlichen und individuell unterschiedlichen Begebenheiten einer natürlichen Nahrungsaufnahme wieder. Ob eine derartige Symptom-Provokation somit zu einer sicheren Diagnose beiträgt, ist eher fraglich.

Vitamin B_6, Vitamin C, Magnesium, Zink und Kupfer

Anhaltspunkte für einen Mangel an DAO und damit für das Vorliegen einer Histamin-Intoleranz liefern auch die Mengen der Vitamine B_6 und C sowie der Elemente Magnesium, Zink und Kupfer im Blutserum.

- Vitamin B_6 ist ein Cofaktor der Diaminoxidase. Ohne den Cofaktor kann die DAO kein Histamin umsetzen. In vielen Fällen konnte bei HIT-Patienten ein Mangel an Vitamin B_6 nachgewiesen werden. Daher ist es sinnvoll, den B_6-Status im Rahmen einer sorgfältigen

H40-Hauttest

Einen weiteren Verdachtsmoment auf das Vorliegen einer Histamin-Intoleranz bietet der H40-Hauttest mit Histamin. Er wurde von Heinz Kofler in der Allergieambulanz Hall in Tirol entwickelt. Es ist ein Prick-Test, bei dem verdünntes Histamin direkt auf die Haut aufgetragen wird. Diese wird dann mittels einer Lanzette angeritzt. Sowohl bei Gesunden als auch bei Menschen mit HIT bildet sich an dieser Stelle nach wenigen Sekunden eine Quaddel. Hierbei handelt es sich um eine hellrote, juckende Erhebung der Haut, die bei ausgeprägter Schwellung auch weiß sein kann. Nach 40 Minuten werden Beschaffenheit und Durchmesser dieser Histaminquaddel bestimmt. 85 % aller HIT-Patienten weisen nach 40 Minuten noch eine messbare Quaddel auf. Bei Gesunden zeigt sie sich nur in 15 % aller Fälle.

Diagnostik festzustellen und gegebenenfalls medikamentös zu behandeln.
- Auch Vitamin C spielt bei der Histamin-Intoleranz eine Rolle. Vitamin C unterstützt den Histaminabbau. Ein Mangel hat damit zur Folge, dass Histamin nicht im ausreichenden Maße abgebaut werden kann. Der Vitamin-C-Status sollte daher bei der Labordiagnostik abgeklärt und bei Bedarf medikamentös korrigiert werden sollte.
- Die Spurenelemente Kupfer und Zink sowie der Mineralstoff Magnesium sind zentrale Bestandteile der DAO. Bei einem Mangel an einem dieser Stoffe kann nicht genügend DAO gebildet werden. Daher dient die Ermittlung der Laborparameter als Anhaltspunkt für das Vorliegen einer HIT. Ist ein Wert erniedrigt, kann dies ein Hinweis auf Probleme mit der DAO sein. Normale Werte schließen aber eine HIT keinesfalls aus. Daher ist die Aussagekraft dieser Messwerte nur gering.

Alle Messwerte lassen sich durch die Untersuchung einer Blutprobe leicht ermitteln. Standardisiert ist die Ermittlung dieser Laborparameter zur Diagnose einer HIT aber noch nicht.

Eine Mastozytose ausschließen

Wenn die Mastzellen im Körper krankhaft vermehrt sind, wird dies als Mastozytose bezeichnet. Da die Mastzellen die hauptsächlichen Histaminproduzenten im Körper sind, bestehen bei der Mastozytose oft die gleichen Beschwerden wie bei einer Histamin-Intoleranz. Langfristig erhöhte Tryptasewerte (kann im Blut gemessen werden) deuten auf eine Mastozytose hin.

Die Eliminationsdiät

Mithilfe der hier beschriebenen Eliminationsdiät lässt sich nicht nur die HIT-Diagnose sichern, sondern die Diät stellt auch bereits den wichtigsten Behandlungsschritt dar.

Der sicherste und gebräuchlichste Weg zum Nachweis einer HIT ist die Eliminationsdiät. Hierbei werden – am besten über einen Zeitraum von vier Wochen – alle histaminreichen und -freisetzenden Speisen sowie entsprechende Arzneien gemieden.

In der Regel stellt sich bei Vorliegen einer HIT bereits nach wenigen Tagen eine deutliche Besserung der Symptome ein. Will man aber auch seltener auftretende Beschwerden wie Migräneattacken innerhalb des Diätzeitraums abklären sowie um Spätfolgen einer Histamineinnahme erkennen, empfiehlt sich eine Diätlänge von rund vier Wochen.

Darüber hinaus entlarvt man durch das konsequente Einhalten dieser Diät einen möglicherweise auftretenden Placeboeffekt, der allein aufgrund der optimistischen Einstellung und der damit verbundenen seelischen Veränderung eine Linderung der Beschwerden bewirkt und nach wenigen Tagen wieder verschwindet.

Ernährungsregeln für die Diätphase

Mithilfe der Eliminationsdiät können Sie leicht überprüfen, ob Ihre Beschwerden durch histaminhaltige Lebensmittel ausgelöst werden oder ob eine andere Ursache vorliegt. Um eine gesicherte Erkenntnis zu erlangen, ist es erforderlich, über einen Zeitraum von vier Wochen bestimmte Ernährungsregeln zu beachten, die ihnen im Folgenden vorgestellt werden.

Keine potenziell histaminreichen Speisen

Meiden Sie konsequent Speisen und Getränke, die histaminreich sein könnten, wie:
- alte Käsesorten
- verarbeitete Fleisch- oder Fischprodukte und sämtliche Wurstwaren
- durch Gärung entstandene Lebensmittel wie Sauerkraut und milchsauer eingelegtes Gemüse
- Spinat, Aubergine, Avocado, Steinpilze und Morcheln
- marinierte Lebensmittel (Essig)
- Fertiggerichte mit tierischen Bestandteilen
- Fast-Food (Burger, Bratwurst, Grillhähnchen, Döner)
- aufgewärmte Speisen mit hohem Eiweißanteil (Fleisch, Milch)
- warm gehaltene Lebensmittel mit tierischen Bestandteilen (Kantinenessen in Gastro-Behältern)

Histaminliberatoren meiden

Um keine Histaminliberatoren aufzunehmen, also Nahrungsmittel, die für eine Histaminfreisetzung im Körper sorgen könnten, sollten Sie ebenfalls auf folgende Lebensmittel verzichten:
- Tomaten (und Tomatenprodukte)
- Erdbeeren
- Ananas
- Kiwi
- Birnen
- Zitrusfrüchte
- Nüsse
- Meeresfrüchte

Vorsicht: weitere biogene Amine!

Lebensmittel, die einen hohen Anteil anderer biogener Amine haben, sollten während der Eliminationsdiät ebenfalls nicht verzehrt werden. Dazu gehören u. a.:
- Schokolade und Kakao
- Sojaprodukte
- Bananen
- Himbeeren
- Pflaumen
- Papaya
- Grapefruit

Keinen Alkohol trinken!

Trinken Sie am besten während der Eliminationsdiät überhaupt keinen Alkohol, denn dieser kann über vielfältige Mechanismen den Histaminspiegel im Körper erhöhen. Diese Zusammenhänge werden im Kapitel »Alkohol wird meist nur schlecht vertragen« (Seite 98) genau erläutert.

Achten Sie auch darauf, ob Sie Medikamente einnehmen, die die DAO hemmen (Seite 82).

Im Kapitel »Was kann man essen – was sollte man meiden (Seite 86)?« finden

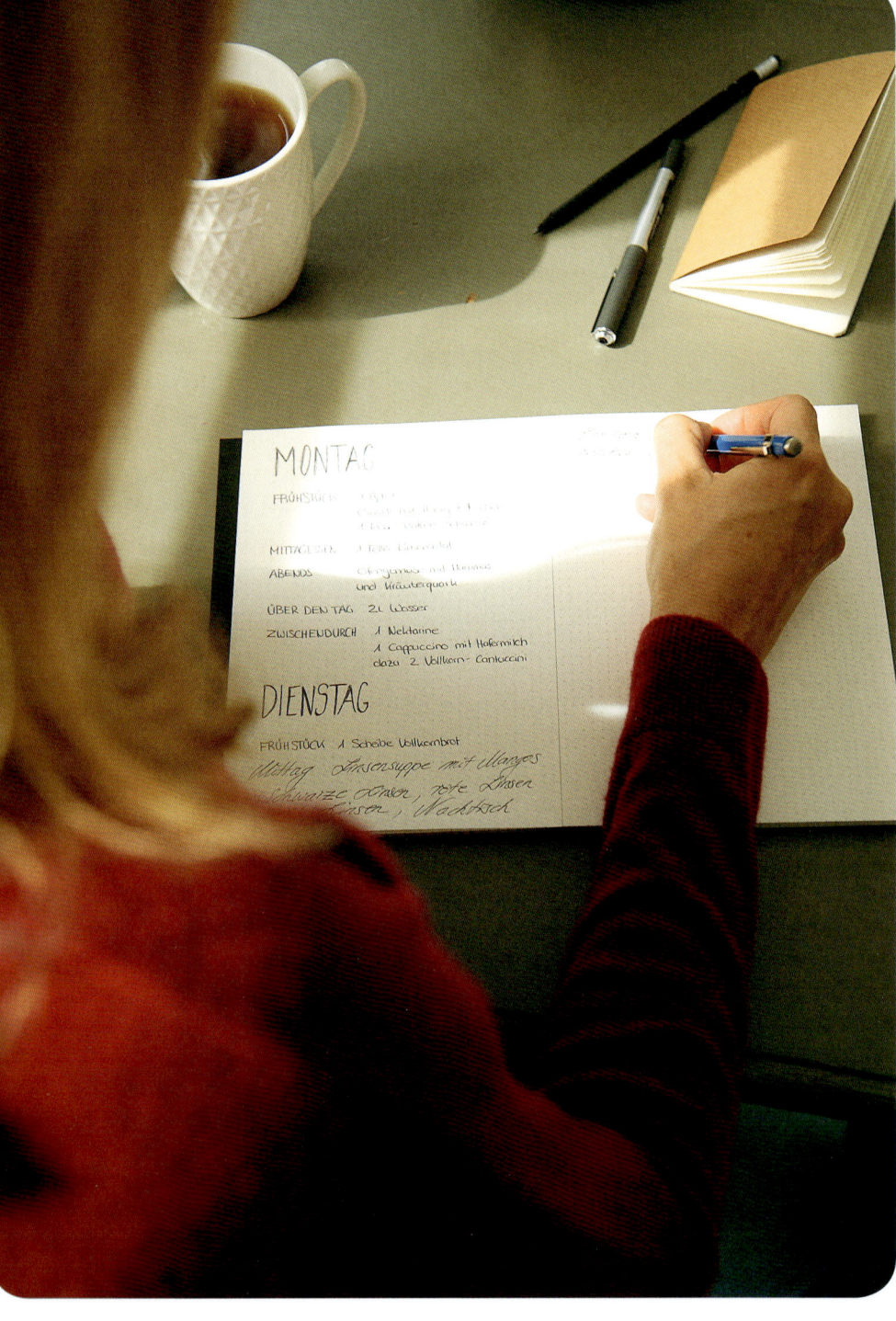

Sie zusätzlich eine Auflistung geeigneter und ungeeigneter Lebensmittel bei HIT. Die Wirkung und Eignung einzelner Lebensmittelgruppen wird im Ernährungskapitel ausführlich beschrieben.

Essen und Trinken während der Eliminationsdiät

Ohne Einschränkungen genießen können Sie histaminfreie Lebensmittel. Die meisten Obst- und Gemüsesorten sind unproblematisch, essen dürfen Sie z. B.:
- Äpfel
- Aprikosen
- Kirschen
- Melonen
- Mango
- Datteln
- Rosinen
- Möhren
- Mais
- alle Kohlsorten (gekocht und nicht vergoren wie Sauerkraut!)
- grünen Salat (ohne Essig!) usw.

Frisches, unbehandeltes Fleisch (auch tiefgefroren) ist erlaubt, ebenso fangfrischer Fisch, alle Milchprodukte, außer alten Käsesorten und Rohmilch, Brot- und Backwaren, Nudeln, Reis und Kartoffeln.

Während der Eliminationsdiät sollten Sie Ihren Flüssigkeitsbedarf überwiegend mit folgenden Getränken decken:
- Wasser,
- allen Teesorten außer Schwarzem Tee,
- mit Wasser verdünnten Frucht- und Gemüsesäften (wobei diese natürlich nicht zu den oben gelisteten bedenklichen Sorten gehören sollten).

Ernährungstagebuch

Mit einem sorgfältig geführten Ernährungstagebuch können Sie Ihren Essgewohnheiten auf den Grund gehen. Erfassen Sie alles, was Sie im Laufe eines Tages zu sich nehmen, in einem eigens dafür angelegten Tagebuch oder mithilfe einer Ernährungs-App. Nehmen Sie dazu einfach in fünf Spalten folgende Einträge vor:
- Tag und Uhrzeit
- Welches Lebensmittel habe ich gegessen bzw. getrunken?
- Menge
- Wohlbefinden bei/direkt nach der Mahlzeit
- Wohlbefinden bis zur nächsten Mahlzeit

Das Führen eines Ernährungstagebuches ist auf den ersten Blick umständlich und zeitraubend. Doch nur so können Sie sich bewusstmachen, welche Speisen und Getränke Sie tatsächlich zu sich nehmen, auch nebenbei und unbemerkt.

Ein gut geführtes Tagebuch ist der Spiegel Ihres Ernährungsverhaltens und Ihres Wohlbefindens. Sie werden erstaunt sein, welche Zusammenhänge sich aus einer detaillierten Niederschrift herleiten lassen.

Der Provokationstest

Am Ende einer erfolgreichen Eliminationsdiät kann man durch einen Provokationstest, also durch den absichtlichen Verzehr eines stark histaminreichen Nahrungsmittels, überprüfen, ob die ursprünglichen Gesundheitsstörungen tatsächlich histaminbedingt waren. Dies ist zwar eine reichlich unangenehme Methode der Wahrheitsfindung, doch man vermeidet so, dass zukünftig dauerhaft auf Lebensmittel verzichtet wird, die man eigentlich problemlos verträgt. Voraussetzung ist allerdings, dass das Vorliegen von Nahrungsmittelallergien im Vorfeld ausgeschlossen wurde und dass die Menge des ausprobierten Lebensmittels sich im üblichen Rahmen bewegt. Testen Sie also nichts aus, was Sie vor Ihrer Diät nicht bereits mehrfach gegessen haben.

Wer auf eine Provokation verzichten möchte, kann die Wirksamkeit seiner histaminfreien Diät auch anders ermitteln: Lassen Sie vor Ihrer Diät mindestens zwei der bereits beschriebenen Laborwerte testen, also z. B. die DAO-Aktivität im Blutserum sowie den Histamingehalt im Urin. Am Ende dieser Diät werden diese Werte erneut ermittelt. Im Falle einer Histamin-Intoleranz sollte sich dann nicht nur Ihr allgemeiner Gesundheitszustand gebessert haben. Auch die DAO-Aktivität wird dann angestiegen sein, und der Histamingehalt im Urin sollte sich signifikant verringert haben.

Bestehen zusätzliche Unverträglichkeiten?

Häufige Verdauungsstörungen aufgrund einer Intoleranz verursachen oft noch weitere Unverträglichkeiten. Deshalb ist eine sorgfältige Diagnostik sinnvoll.

Weitere Unverträglichkeiten erschweren natürlich die Diagnose und die spätere Lebensmittelumstellung. Um sicher zu sein, dass alle unbekömmlichen Lebensmittel erkannt werden, sollte man auch folgende häufige Unverträglichkeiten – gegebenenfalls in Kombination miteinander – in Betracht ziehen:
- Fructose-Intoleranz
- Laktose-Intoleranz
- Sorbit-Unverträglichkeit
- Gluten-Unverträglichkeit
- Glutamat-Unverträglichkeit

Darüber hinaus können auch noch andere, seltenere Unverträglichkeiten bestehen. Die Wahrscheinlichkeit des Auftretens weiterer Nahrungsmittel-Unverträglickeiten ist bei Menschen mit Histamin-Intoleranz höher als in der Allgemeinbevölkerung.

Zusätzlich eine Fructose-Intoleranz?

Diese auch als Fruchtzucker-Unverträglichkeit bezeichnete sogenannte Kohlenhydrat-Malabsorption ist bei uns weit verbreitet: Man schätzt, dass jeder dritte Erwachsene darunter leidet. Dementsprechend kommt es auch hier häufig zu Interaktionen mit der Histamin-Intoleranz. Die Betroffenen verfügen nicht über genügend Fructose-Transporter (GLUT-5) in der Dünndarmschleimhaut, um den durch die Nahrung aufgenommenen Fruchtzucker (Fructose) ausreichend zu resorbieren. Daher spricht man im Zusammenhang mit Fructose häufig von »Malabsorption«, was nichts anderes als »schlechte Aufnahme« bedeutet. Der Fruchtzucker wird im Dünndarm also unzureichend aufgenommen und gelangt in den Dickdarm, wohin er nicht gehört. Denn hier dient er Bakterien als Nahrung, wobei die Gase Wasserstoff (H_2), Kohlendioxid und Methan entstehen, die unangenehme Blähungen hervorrufen. Durch die bakterielle Aktivität entstehen auch kurzkettige Fettsäuren, die zu Durchfall führen können. Die durch Fructose-Intoleranz (FI) hervorgerufenen Probleme haben in den letzten Jahrzehnten rasant zugenommen.

Zu viel Obst!

Schuld daran haben die veränderten Essgewohnheiten der Europäer: Waren Früchte, Säfte und Gemüse früher nur regional oder zeitlich begrenzt zu haben, so sind sie heute immer und überall verfügbar. Außerdem wird Fructose vielen Fertigspeisen zugesetzt. Das hat zur Folge, dass wir wesentlich mehr Fruchtzucker zu uns nehmen, als wir verdauen können. Unser Verdauungssystem konnte sich in dieser kurzen Zeit nicht auf die vermehrte Fruchtzuckerzufuhr einstellen und produziert nach wie vor weniger GLUT-5-Transporter als erforderlich.

Weitere Probleme werden durch die neue EU-Zuckerverordnung auf Betroffene zukommen. Sie erlaubt den Import stark Fructose-haltiger Zuckersorten, die aus Kostengründen in Form von Sirupen in verarbeiteten Lebensmitteln zum Einsatz kommen werden. Leider ist der erhöhte Fruchtzuckergehalt für Verbraucher nicht auf den ersten Blick offensichtlich, sodass hier mit gesundheitlichen Auswirkungen nicht nur bei Menschen mit Fructose-Intoleranz zu rechnen ist.

Therapie: Fructoseverzehr reduzieren

Die Diagnose der FI erfolgt wie auch bei der LI mittels eines H_2-Atemtests. Wer unter einer Fruchtzucker-Unverträglichkeit leidet, sollte fruchtzuckerhaltige Speisen und Getränke meiden oder nur in geringen Mengen zu sich nehmen. Davon sind vor allem die als besonders gesund geltenden Vitaminspender betroffen. Die häufig zu lesende Aussage »Obst ist gesund« muss man zumindest für FI-Betroffene relativieren: aber nur, wenn es in individuell verträglichen Mengen verzehrt wird. Ein Apfel kann schon »zu viel des Guten« sein. Deshalb ist es sinnvoll, sich mittels Fachliteratur (siehe Service) oder Ernährungsberatung genau über die erforderlichen diätetischen Maßnahmen zu informieren.

Besteht eine Milchzucker-Unverträglichkeit?

Bei der Laktose-Intoleranz handelt es sich um einen Enzymdefekt, unter dem in Mittel- und Nordeuropa rund 15 %

Der H₂-Atemtest

Die Unverträglichkeit der Zuckerstoffe Fruchtzucker und Milchzucker sowie des Zuckeraustauschstoffs Sorbit lassen sich mit einem H$_2$-Atemtest diagnostizieren. Da die dafür erforderlichen Testgeräte mittlerweile günstig und in handlichem Format erhältlich sind, kann diese Untersuchung in jeder damit ausgerüsteten Arztpraxis oder Klinik vorgenommen werden. Man trinkt auf nüchternen Magen eine Lösung, die die zu testende Substanz enthält (also Laktose, Fructose oder Sorbit). Bei einer entsprechenden Unverträglichkeit gelangt der Großteil der aufgenommenen Laktose-, Fructose- bzw. Sorbitmenge in den Dickdarm, wo er von Bakterien zersetzt wird. Dabei entsteht u. a. Wasserstoff (H$_2$), der durch die Darmwand in die Blutbahn gelangt und über die Lunge abgeatmet wird. In der Atemluft lässt sich dann der Wasserstoff nachweisen.

aller Erwachsenen leiden. Menschen mit Laktose-Intoleranz (LI) vertragen Milch und daraus hergestellte Produkte sehr schlecht, weil sie den darin enthaltenen Milchzucker nicht verdauen können. Nach dem Genuss dieser Speisen leiden sie meist unter Durchfall und Blähungen sowie unspezifischen Beschwerden wie Schwindel. Ein Mangel an Lactase-Enzymen, die sich wie die Diaminoxidase-Enzyme in der gesunden Dünndarmschleimhaut befinden, ist der Grund für diese Störungen. Bei diesen empfindlichen Enzymen kommt es in Zusammenhang mit Verdauungsstörungen schnell zu Mangelzuständen. Aus diesem Grund vertragen auch gesunde Menschen bei akutem Durchfall Milchprodukte und histaminreiche Speisen deutlich schlechter als sonst. Gleiches gilt für das Zusammenspiel von LI und HIT, die sich in ihrer Symptomatik gegenseitig verstärken können.

Therapie: laktosefreie Produkte, Lactase-Präparate

Die Laktose-Intoleranz wird zuverlässig diagnostiziert mithilfe eines einfachen H$_2$-Atemtests, der in vielen Arztpraxen und in allen Kliniken durchgeführt werden kann. Wer unter diesem Enzymdefekt leidet, sollte Milchprodukte nur in kleinen – für ihn verträglichen – Mengen zu sich nehmen oder auf laktosefreie Produkte zurückgreifen. Das fehlende Enzym lässt sich beim Verzehr laktosehaltiger Speisen auch durch rezeptfreie Lactase-Präparate ersetzen.

Charlotte

»Wenn ich Milch trinke, brauche ich auf das Blubbern im Bauch nicht lange zu warten«

>> *Früher konnte ich eigentlich essen, was ich wollte, und hatte nie Probleme. Aber seit einigen Jahren ist ständig was mit meiner Verdauung. Oft fühle ich mich total aufgebläht. Es rumort und schmerzt im Bauch. Ich muss ziemlich oft auf die Toilette. Ich habe schon festgestellt, dass ich einige Sachen gar nicht gut vertrage. Zum Beispiel Sauerkraut. Gut, das mag ich ohnehin nicht so gern. Das esse ich jetzt einfach gar nicht mehr. Aber auch Schokolade, die ich wahnsinnig gern und viel esse, scheint nicht so gut zu sein. In der Firmenkantine esse ich gar nicht mehr, danach ging es mir mehrmals richtig schlecht und ich habe nur noch auf den Feierabend gewartet.*

Ich habe versucht, mich mal im Internet zu informieren. Es scheint echt viele zu geben, die alle möglichen Nahrungsmittel nicht vertragen. Wahrscheinlich habe ich auch eine Histamin-Intoleranz, viele der immer aufgeführten Nahrungsmittel vertrage ich auch schlecht. Andere machen mir aber keine Probleme. Und ich glaube, dass ich auch Laktose-intolerant bin, weil ich Milch definitiv nicht vertrage, da brauche ich nicht lange auf das Blubbern im Bauch zu warten. Zum Arzt bin ich bisher noch nicht gegangen. <<

Die Sorbit-Unverträglichkeit

Diese Intoleranz bezieht sich auf den Zuckeralkohol Sorbit, der auch als Sorbitol bezeichnet wird. Sorbit ist für jeden Menschen ab einer gewissen Menge (20–50 g/Tag) unverträglich, da die Aufnahmekapazität im Dünndarm begrenzt ist. Ist diese Aufnahmekapazität noch stärker herabgesetzt, spricht man von Sorbit-Unverträglichkeit oder auch von Sorbitol-Malabsorption. Sorbit kommt naturgemäß in Früchten vor, wird aber auch vielen Diabetikerprodukten und kalorienreduzierten Lebensmitteln zugesetzt. Als Zusatzstoff ist es unter der Nummer E 420 zudem in beliebig hoher Menge EU-weit zugelassen, obwohl seine abführende Wirkung bei übermäßigem Verzehr bekannt ist. Jedes Lebensmittel, das mehr als 10 % Sorbit enthält, muss mit dem Wortlaut: »kann bei übermäßigem Verzehr abführend wirken« gekennzeichnet sein. Zuverlässige Zahlen über die Verbreitung dieser Unverträglichkeit liegen bislang nicht vor. Man weiß aber, dass die Sorbit-Unverträglichkeit gehäuft in Zusammenhang mit der

Fructose-Intoleranz auftritt. FI-Betroffene sollten sorbithaltige Nahrungsmittel meiden, denn einerseits wird Sorbit zum Teil in Fructose umgewandelt, und anderseits hemmt Sorbit die Fructoseaufnahme über den GLUT-5-Transporter. Zudem ist zu vermuten, dass die Verträglichkeit von Sorbit auch für HIT-Patienten eine Rolle spielt.

Therapie: Sorbit meiden

Die Diagnose einer Sorbit-Unverträglichkeit kann genau wie die Diagnose der Laktose-Intoleranz und der Fructose-Intoleranz mit einem H_2-Atemtest erfolgen. Die Zunahme von Sorbit-Unverträglichkeiten wird mit einer Änderung der Ernährungsgewohnheiten in Zusammenhang gebracht. Viele Speisen werden in der industriellen Lebensmittelverarbeitung heutzutage mit Sorbit versetzt, damit sie süßer schmecken. Nach dem Verzehr bestimmter Mengen leiden Betroffene unter Blähungen, Bauchschmerzen und Durchfall. Die Therapie besteht darin, sorbithaltige Speisen und Getränke zu meiden. Dazu zählen insbesondere die mit Sorbit gesüßten Diabetikernahrungsmittel und Lightprodukte, Zahnpflegekaugummis und Lutschpastillen. Auch Trockenfrüchte (z. B. getrocknete Pflaumen und Aprikosen), viele Fertiggerichte und Bier sind aufgrund ihres hohen Sorbitgehalts nicht gut verträglich.

❯❯ Kochen Sie selber aus frischen Zutaten. Das bekommt Ihnen am besten.

Gluten-Unverträglichkeit (Zöliakie)

Die Gluten-Unverträglichkeit ist eine chronische Erkrankung der Dünndarmschleimhaut aufgrund einer Unverträglichkeit gegenüber dem Klebereiweiß Gluten. Dieses ist ein Bestandteil von Getreide. Die Gluten-Unverträglichkeit ist auch unter den Namen Einheimische Sprue und Zöliakie bekannt. In deutschsprachigen Ländern sind geschätzt 0,2 Prozent der Gesamtbevölkerung betroffen.

Die Zöliakie wird zu den Autoimmunerkrankungen gezählt, da nicht nur Antikörper gegen Gluten, sondern auch ge-

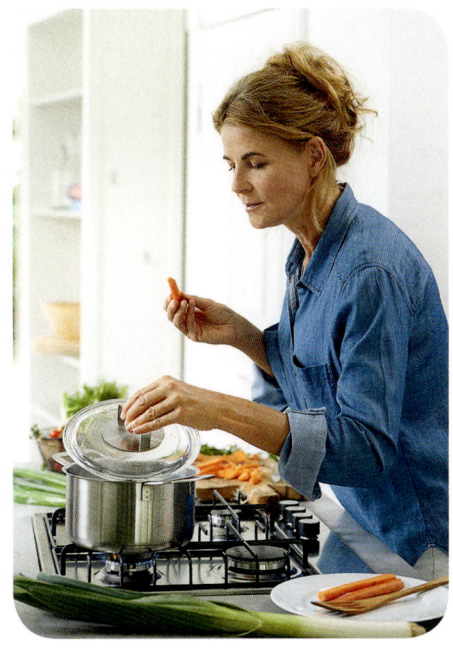

gen eigenes Gewebe gebildet werden. Der Verzehr von glutenhaltigen Speisen führt bei den Betroffenen zu Entzündungen der Dünndarmschleimhaut mit teils massiver Zerstörung der Darmepithelzellen. Die Aufnahme von Nährstoffen wie Vitaminen, Mineralien, Kohlenhydraten und Fetten wird dadurch erschwert. Die Folgen sind Gewichtsverlust, Durchfall, Erbrechen, Appetitlosigkeit, Müdigkeit, Misslaunigkeit und Gedeihstörungen im Kindesalter.

Zöliakie-Diagnose

Bei vielen Menschen mit Zöliakie lassen sich im Blut typische Antikörper gegen Getreideeiweiß nachweisen. Der sichere Nachweis einer Zöliakie erfolgt aber anhand einer Gewebeprobe des Dünndarms, die bei einer Darmspiegelung entnommen wird. Die Gluten-Unverträglichkeit ist vermutlich erblich bedingt und kann in jedem Alter auftreten. Die durch diese Krankheit hervorgerufenen Schäden bei glutenhaltiger Ernährung begünstigen auch die Histamin-Intoleranz, da die in der Dünndarmschleimhaut befindlichen DAO-Enzyme in Mitleidenschaft gezogen werden.

Therapie: strikt glutenfreie Kost

Nur durch völlig glutenfreie Kost lässt sich die störungsfreie Funktion des Dünndarms wiederherstellen und aufrechterhalten. Menschen mit Gluten-Unverträglichkeit müssen glutenhaltige Lebensmittel aus den Getreidearten Weizen, Roggen, Gerste, Hafer, Grünkern, Dinkel und viele andere lebenslang meiden. Da sich Gluten in unzähligen der heute gängigen Speisen verbirgt, ist eine umfangreiche Diätberatung für Betroffene dringend erforderlich.

Glutamat-Unverträglichkeit

Glutamat ist ein weiterer Lebensmittelbestandteil, den viele Menschen schlecht vertragen. Eine Unverträglichkeit größerer Mengen glutamatreicher Speisen wird auch als China-Restaurant-Syndrom bezeichnet. Typische Symptome sind Schmerzen, Krämpfe, Mundtrockenheit, gerötete Wangen, Juckreiz im Hals, Gesichtsmuskelstarre, Nackensteifheit und Übelkeit, die 10–20 Minuten nach dem Verzehr von Glutamat auftreten und in einem absehbaren Zeitrahmen wieder verschwinden. Glutamat ist in vielen Lebensmitteln in leicht verdaulicher Menge enthalten. Speisen mit Extrazusätzen bereiten Betroffenen jedoch Probleme.

Dies trifft insbesondere auf fernöstliche Spezialitäten zu, die beispielsweise in chinesischen Restaurants zubereitet werden. Verlässliche Zahlen über die Häufigkeit dieser Intoleranz in der Bevölkerung gibt es derzeit nicht. Auch existiert kein klinischer Test auf Glutamat-Unverträglichkeit. Glutamat findet sich als Geschmacksverstärker in fast allen Fertig- oder Halbfertigprodukten der Lebensmittelindustrie, wie beispielsweise in Kartoffelchips, Tütensuppen, Würzmischungen und Brühwürfeln. Wenn Sie Glutamat nicht vertragen, besteht die einzig mögliche »Therapie« darin, solche Speisen zu meiden.

Die Rolle des Mikrobioms bei Histamin-Intoleranz

Der Mensch lebt sehr jeher in einer Symbiose mit Bakterien und Pilzen, die sich auf seiner Haut, in den Atemwegen und insbesondere in seinem Verdauungstrakt befinden. Man bezeichnet diesen Teppich aus Mikroorganismen als Mikrobiom, aber für den Bereich des Darms ist auch der mittlerweile überholte Ausdruck Darmflora noch gebräuchlich.

Die Zusammensetzung des Mikrobioms im Darm wird durch mehrere Faktoren bestimmt. Zum einen ist sie von der über Generationen hinweg zur Verfügung stehenden Nahrung geprägt, der sich die Bakterienkolonisation angepasst hat. Dieser Bakterienmix wird ab dem Zeitpunkt der Geburt durch Familienmitglieder, hauptsächlich durch die Mutter, an den Nachwuchs weitergegeben. Zum anderen wird die Besiedelung durch Keime von der aktuellen Lebensweise und den zur Verfügung stehenden, modernen Nahrungsmitteln beeinflusst. Somit entsteht eine für jeden Menschen einzigartige Flora, die allein im Darm bis zu 100 Billionen Bakterien zählt, wobei man derzeit von fast 40000 Arten ausgeht, die den Darm besiedeln können. Diese Vielfalt der Mikroben und ein ausgewogenes Verhältnis zwischen nützlichen und schadhaften Bakterien und Pilzen wirken auf den Wirtsorganismus gesunderhaltend. Eine besondere Rolle kommt der mikrobiellen Besiedelung des Darms im Falle von Nahrungsmittel-Intoleranzen zu.

Die Rolle des Mikrobioms

Einen unmittelbaren Zusammenhang zwischen der Zusammensetzung des Mikrobioms und seiner Funktionalität belegte im Selbstversuch der chinesische Wissenschaftler Dr. Zhao Liping vom Zentrum für Systembiomedizin der Jiao-Tong-Universität in Shanghai. Während eines Forschungsaufenthaltes in den USA nahm er durch den Konsum von Fast Food extrem zu. Zurück in China, stellte er seine Ernährung erfolgreich auf eine Diät mit chinesischen, präbiotisch effektiven Pflanzen um, die traditionell als wirksam gegen Übergewicht gelten. Dabei behielt der Forscher sein Mikrobiom im Blick und stellte fest, dass mit der Senkung der Blutfettwerte und des Körpergewichts bestimmte Bakterienstämme zunahmen. Ein Versuch mit Mäusen bestätigte, dass das Vorkommen bestimmter Präbiotika sogar eine Gewichtszunahme trotz fettreicher Nahrung verhinderte. Experimente anderer Wissenschaftler, die diesen Ansatz aufnahmen, belegten, dass sogar das übertragene Mikrobiom übergewichtiger

Mäuse auf schlanke Tiere bei Letzteren zu Gewichtszunahme führte. Das zeigt, wie groß der Einfluss des Mikrobioms auf den Gesamtzustand des Körpers ist.

Das Leaky-Gut-Syndrom

Im gesunden Darm stellen Mikrobenteppich, Darmschleimhaut und Darmwand eine intakte Membran dar, die Nährstoffe passieren lässt und Schadstoffe abhält. Ist die Darmflora jedoch durchlässig, dann kann das durch die Nahrung zugeführte und im Verdauungskanal entstandene Histamin die Darmschleimhaut angreifen und ihre Funktion verändern. Man nennt diesen Zustand »Leaky-Gut-Syndrom« (Löchriger-Darm-Syndrom).

Durch Lücken in der »Schutzwand Darmflora« können Toxine über den Stoffwechsel zum Beispiel in die Leber gelangen, die ansonsten von der Darmbarriere abgefangen würden. Mögliche Folgen sind bekannt: Abgeschlagenheit, Anfälligkeit für Atemwegs- und Harnwegsinfekte, Reizdarmsyndrom und Darmentzündungen, Diabetes, Leberverfettung, Gelenkschmerzen und sogar rheumatische Entzündungen. Die angegriffene Darmschleimhaut begünstigt Irritationen und Mikroentzündungen, die wieder neue Lücken in die schützende Barriere reißen: Ein Teufelskreis entsteht.

Die Rolle der Lektine

Mittlerweile sind neben Stress, zu viel Zucker und Fett, Alkohol, Nikotin, Chemotherapeutika oder Antibiotika, Kortison und entzündungshemmenden Schmerzmitteln auch Lektine in den Verdacht geraten, solche Leaky Guts zu verursachen. Während man jedoch bei Einnahme eines Medikamentes oder bei einer zuckerreichen Ernährung geradezu

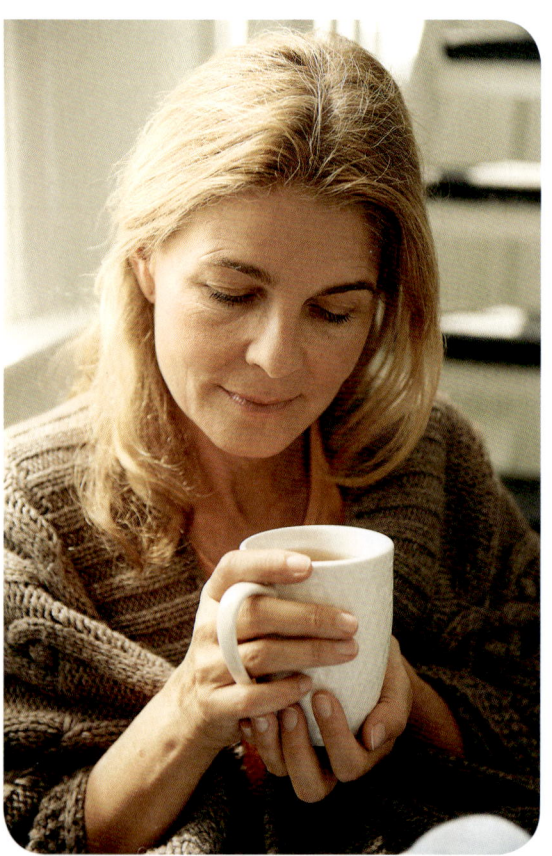

◄ Auch Stress kann Ihr Mikrobiom ungünstig beeinflussen. Gönnen Sie sich Auszeiten.

Nebenwirkungen bzw. negative Folgen – meist wissend – in Kauf nimmt, finden wir Lektine in Nahrungsmitteln, die eigentlich als gesund gelten. Dazu gehören die Nachtschattengewächse Tomate, Paprika, Kartoffel oder Auberginen, die bei vielen regelmäßig auf dem Speisezettel stehen.

Lektine haben die Funktion, die Pflanze vor Schädlingen wie Bakterien und Pilzen und vor Fressfeinden zu schützen, weswegen sie in Nutzpflanzen sogar verstärkt hineingezüchtet wurden. Beim Leaky-Gut-Syndrom lösen sie jedoch die Verbindungen zwischen den Zellen der menschlichen Darmbarriere (Tight Junctions) auf. Bekannt ist die schädliche Wirkung von Lektinen etwa bei frischen rohen Bohnen, die man wie Hülsenfrüchte einweichen und dann erst kochen sollte. Man kann den Lektingehalt auch durch Überbrühen und Häuten von Tomaten, Häuten von Paprika und Kochen und Schälen von Kartoffeln vermindern. Unreifes und daher oft lektinreiches Gemüse sollte ohnehin gemieden werden.

Darum: Pflegen Sie Ihr Mikrobiom

Ziel einer gesunden Ernährungsweise bei Histamin-Intoleranz sollte daher nicht nur sein, die Beschwerden zu minimieren, sondern auch das Mikrobiom aufzubauen und im Gleichgewicht zu halten. Nur so kann die Darmbarriere sicherstellen, dass lediglich Nährstoffe in den Stoffwechselkreislauf gelangen und das Immunsystem nicht immer wieder durch toxisch wirkende Stoffe in Alarmbereitschaft gesetzt wird. So hat unser Immunsystem auch mehr Ressourcen, um Schadstoffe sowie krankmachende Viren, Bakterien und Pilze abzuwehren.

Der Ansatz, das Mikrobiom durch Gabe hochdosierter Probiotika (z. B. Abdigest Kapseln®, www.abdigest.de) aufzubauen und damit schadhafte Mikroben zu verdrängen, wird von der Fachwelt zunehmend positiv bewertet. Viele Studien belegen, dass die regelmäßige Einnahme probiotischer Bakterienkulturen bei Nahrungsmittel-Unverträglichkeit, aber auch während und nach Antibiotikagabe das Beschwerdebild positiv beeinflusst und zu einer schnellen Heilung beiträgt.

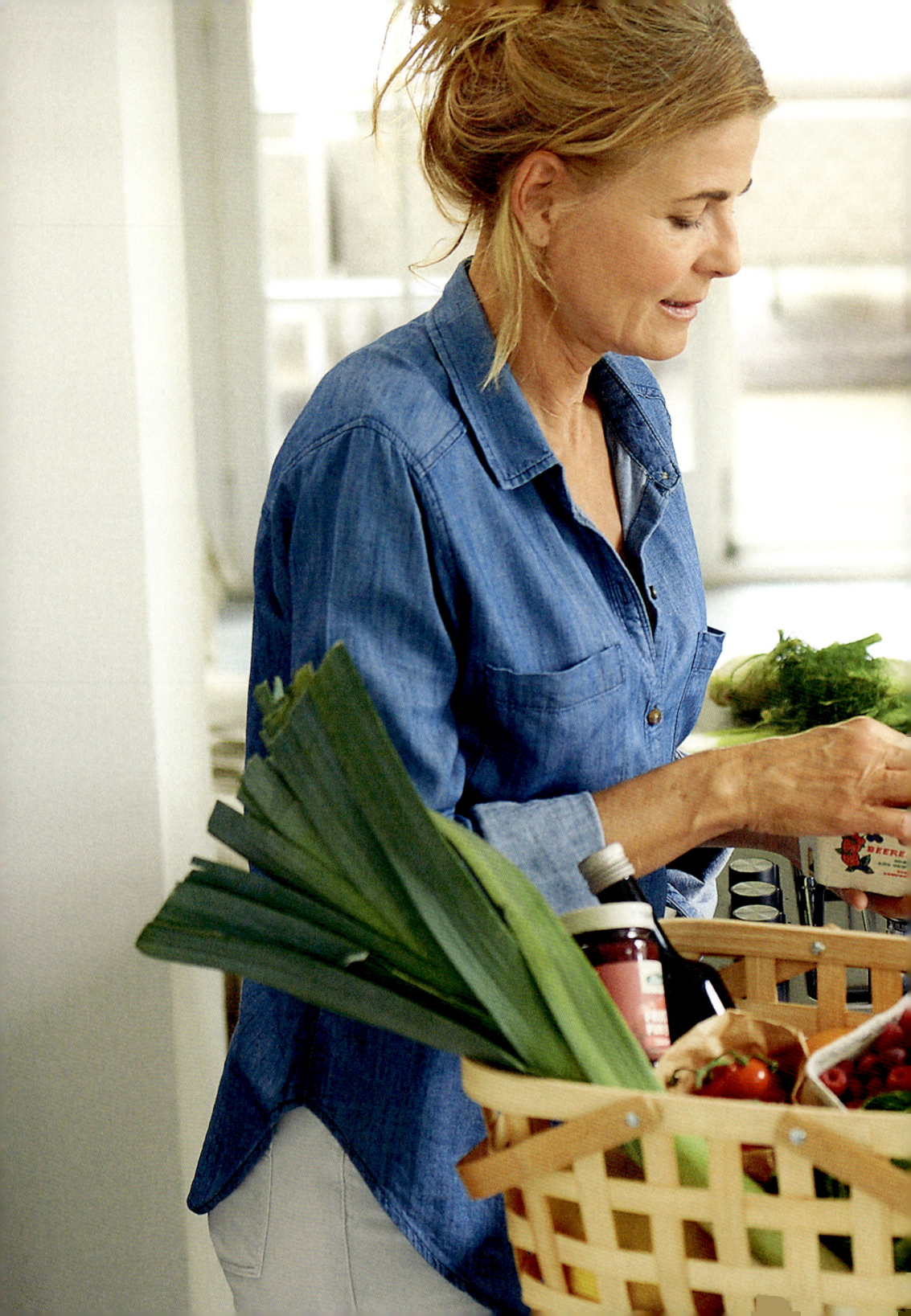

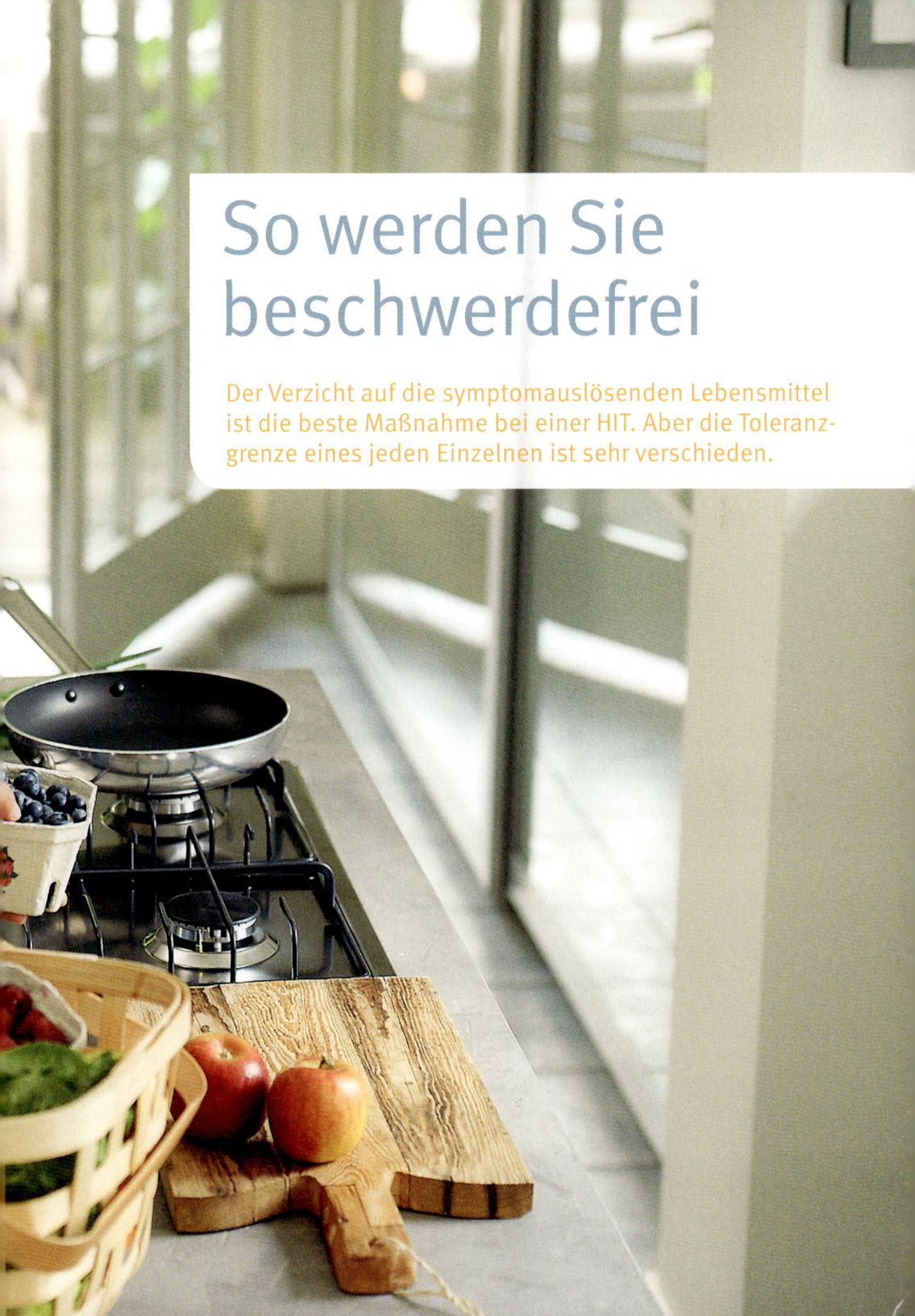

So werden Sie beschwerdefrei

Der Verzicht auf die symptomauslösenden Lebensmittel ist die beste Maßnahme bei einer HIT. Aber die Toleranzgrenze eines jeden Einzelnen ist sehr verschieden.

Histaminarme Ernährung

Wenn Sie unter einer Histamin-Intoleranz leiden, gilt es, Histaminzufuhr und Histaminabbau so einzupendeln, dass Sie möglichst beschwerdefrei werden und bleiben.

Zur Erreichung des Ziels stehen Ihnen mehrere wirkungsvolle Maßnahmen zur Verfügung:

- Das Mittel der Wahl ist die Histamin-arme Ernährung. Sie schränken den Verzehr von histaminhaltigen und histaminfreisetzenden Lebensmitteln so ein, dass die Histaminzufuhr und die -freisetzung auf ein für Sie verträgliches Maß verringert werden.
- Unterstützend können Sie auch Nährstoffergänzungen und Arzneimittel verwenden:
  - Durch das Bereitstellen der wesentlichen Nährstoffe für die DAO (Vitamine B_6 und C, Zink, Magnesium, Kupfer) unterstützen Sie die Diaminoxidase in ihrer natürlichen Funktion und vermeiden eine auf Nährstoffmangel beruhende Intoleranz von Histamin.
  - Bedarfsweise kann DAO mittlerweile in Kapselform vor einer Mahlzeit zugeführt werden.
  - Antihistaminika blockieren die Wirkung des Histamins.
  - Histaminfreisetzungshemmer verhindern die Freisetzung des Histamins aus den Mastzellen.

Wenn Sie nur geringfügig betroffen sind, reicht oft die Lebensmittelumstellung aus. Manchmal sind auch zusätzliche Medikamente nötig; hier muss jeder Betroffene, am besten gemeinsam mit seinem Arzt, die richtigen Behandlungsmaßnahmen finden. Falls Ihnen die genannten Maßnahmen nicht oder nicht ausreichend helfen, muss die Suche wei-

Welche Lebensmittel lösen häufig HIT-Symptome aus?

Nahrungsmittel	Auslöser von HIT-Beschwerden bei
Alkohol	> 50 %
Käse	25 %
Schokolade	23 %
Salami, Rohwürste	15 %
Nüsse	10–15 %
Tomaten, Ketchup	10 %
Erdbeeren, Zitrusfrüchte, Ananas, Kiwi (wirken als Histaminliberatoren)	5–10 %
Sauerkraut	6 %
Spinat	6 %
Fisch	5 %
Essig	2 %

Die Angaben stammen aus: Jarisch R et al. Histamin-Intoleranz. 2. Aufl. Stuttgart: Thieme 2004

tergehen. Möglicherweise ist ein anderes biogenes Amin für Sie unverträglich, wie Tyramin, das zum Beispiel ebenfalls in Rotwein vorkommt.

Aber bevor Sie mit einer der genannten Therapien beginnen, sollten Krankheiten, die zu einer vermehrten Histaminbildung oder -freisetzung führen (zum Beispiel Mastozytose, Allergien), auf jeden Fall ausgeschlossen worden sein.

Die folgende Tabelle zeigt, dass Alkohol, Käse und Schokolade häufige Auslöser von HIT-Beschwerden sind.

Histaminreiche Speisen und Getränke meiden

Die wichtigste und von allen Fachleuten als vorrangig empfohlene Methode zur Therapie einer HIT ist das bewusste Meiden von Speisen und Getränken, die viel Histamin enthalten oder im Körper freisetzen können. Ferner sollten Lebensmittel mit hohem Anteil anderer biogener Amine reduziert und histaminfreisetzende Medikamente nach Möglichkeit – in Absprache mit dem behandelnden Arzt – abgesetzt werden.

Bei mehr als der Hälfte aller Menschen mit Histamin-Intoleranz ist das Einhalten einer HIT-Diät als alleinige Maßnahme so erfolgreich, dass auf medikamentöse Maßnahmen verzichtet werden kann. Eine zumindest spürbare Linderung der Symptomatik lässt sich in fast jedem Fall erreichen.

Wie bereits erläutert, addieren sich die im Körper befindlichen Mengen an Histamin und anderen biogenen Aminen zu einer Gesamtmenge auf, die unter bestimmten Umständen eine kritische Konzentration erreichen können.

Wo liegt die Toleranzgrenze?

Ab welcher Dosis Beschwerden auftreten, ist dabei von Mensch zu Mensch verschieden. Den Grad der Belastung, ab dem ein Betroffener tatsächlich Gesundheitsstörungen verspürt, bezeichnet man als individuelle Toleranzgrenze.

Da sich dieser Ausdruck nicht in Zahlen bemessen lässt, ist es nicht möglich, mengenmäßige Verzehrsempfehlungen für eine generelle HIT-Diät zu geben. Kommt es infolge einer Eliminationsdiät zu einer spürbaren Verbesserung des Befindens, so bietet sich das anschließende Austesten der individuellen Toleranzgrenze an. Die Angaben zu den einzelnen Lebensmitteln im folgenden Kapitel geben Ihnen dazu wichtige Anhaltspunkte.

Individuelles Austesten

Hat Ihre Eliminationsdiät zur Beschwerdefreiheit und damit zur Diagnose Histamin-Unverträglichkeit geführt, sollten Sie im Anschluss Ihre individuelle Toleranzgrenze austesten. Man sollte nicht langfristig und vor allem unnötig auf Speisen verzichten. Die Empfehlung zum Austesten lautet, alle 2–3 Tage ein neues Lebensmittel hinzuzunehmen. Bleiben Sie beschwerdefrei? Prima, dann können Sie es von der Negativliste streichen. Treten dagegen wieder Beschwerden auf, sollten Sie es in nächster Zeit weiterhin meiden und eventuell zu einem späteren Zeitpunkt noch einmal testen.

Bitte beachten Sie, dass die Verträglichkeit entscheidend von der verzehrten Menge abhängt und von der tatsächlich enthaltenen Histaminkonzentration, die auch bei ein und demselben Lebensmittel sehr stark schwanken kann.

Die Verträglichkeit hängt ebenfalls von Ihrer eigenen Befindlichkeit ab. Viele Frauen vertragen vor der Menstruation besonders wenig Histamin, weil die DAO-Aktivität während dieser Zeit herabgesetzt ist. Auch wenn Sie unter Heuschnupfen oder anderen Allergien leiden, kann das die Histamin-Verträglichkeit einschränken.

❖ Vertragen Sie Himbeeren? Probieren Sie es im Anschluss an eine Eliminationsphase vorsichtig aus.

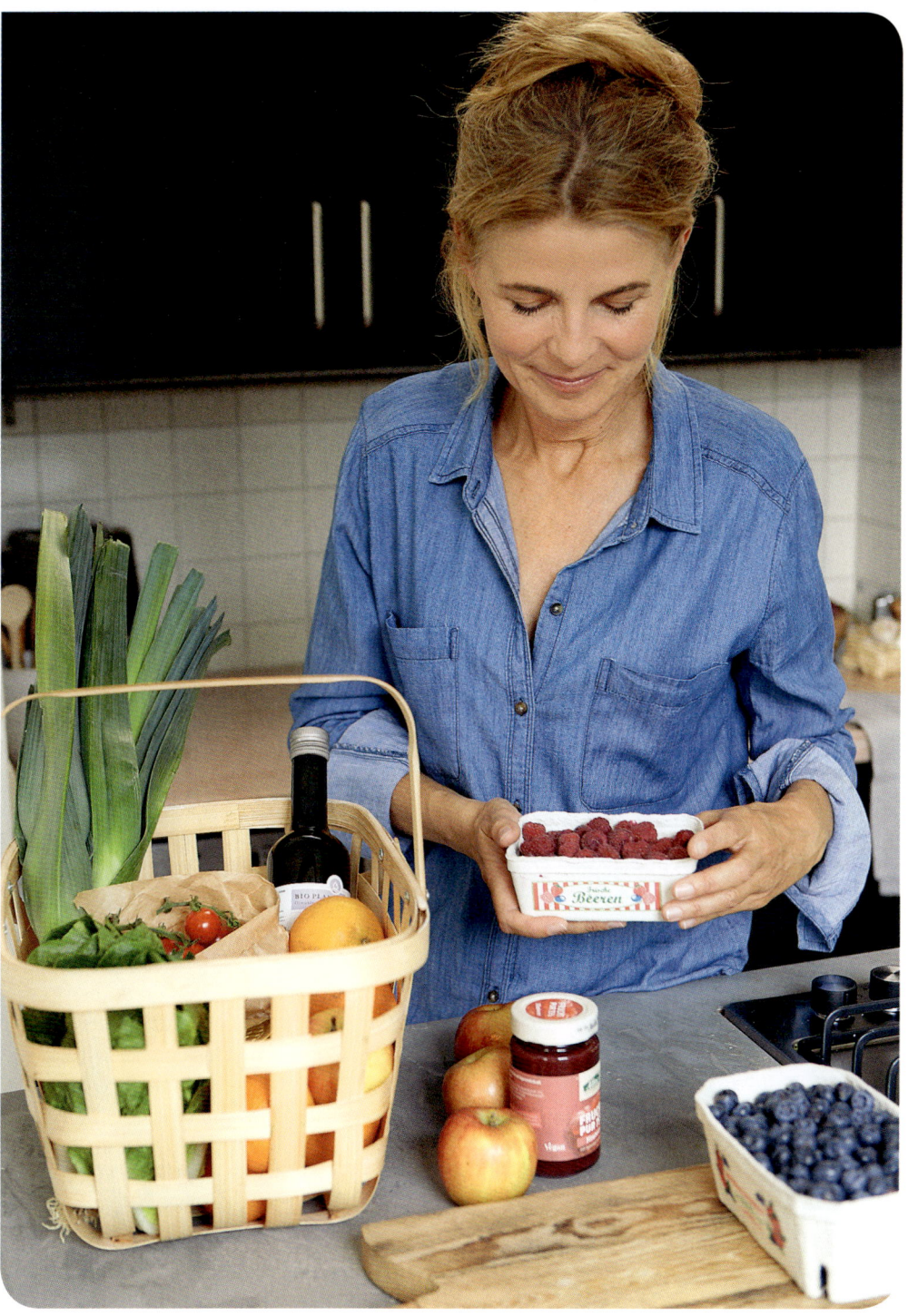

Während dieses Austestens ist es sinnvoll, weiterhin Ihr Ernährungstagebuch zu führen. Vermerken Sie auch Ihre allgemeine Befindlichkeit, eventuelle Infekte etc.

Symptomauslösende Mengen

Zu der Frage, welche Mengen an Histamin oder anderen biogenen Aminen Gesundheitsbeschwerden herbeiführen können, lassen sich wie erwähnt keine einheitlichen Werte ermitteln. Man weiß aber, dass symptomauslösende Mengen bei entsprechend sensiblen Menschen extrem klein sind und auch ohne Weiteres mit verzehrsüblichen Mengen erreicht werden können.

In einer Studie fand man heraus, dass es bei HIT-Patienten bereits nach dem Konsum von 15–30 Mikrogramm (Tausendstel Milligramm) Histamin zu spürbaren Unverträglichkeitsreaktionen kommen kann. Diese Mengen sind beispielsweise durch den Genuss von Emmentaler Käse in kleinsten Portionen ohne Weiteres zu erreichen.

Eine andere Untersuchung kam zu dem Schluss, dass allein 15 Mikrogramm Histamin bei entsprechend sensiblen Patienten zu Gesichtsrötungen und einer laufenden Nase führen. Mit der doppelten Menge, also 30 Mikrogramm, ließen sich bereits Kopfschmerzen bei Menschen mit HIT provozieren.

Aus den Ergebnissen kann man nur den Schluss ziehen, dass die Empfindlichkeitsschwellen bei einigen Betroffenen so niedrig sind, dass eine grammgenaue Berechnung des in Lebensmitteln enthaltenen Histaminaufkommens wenig Sinn hat. Und noch ein weiterer Grund spricht dafür, nicht mit dem Taschenrechner einkaufen zu gehen: Es ist der veränderliche Histamingehalt von Lebensmitteln.

Warum schwankt der Histamingehalt?

Histamin ist ein Abbauprodukt der Aminosäure Histidin, einem Bestandteil fast aller tierischen und pflanzlichen Nahrungsmittel. Es wird also nicht vorsätzlich und in einer bestimmten Menge einem Nahrungsmittel zugefügt, sondern entsteht im Rahmen eines Umwandlungsprozesses aus einer anderen Substanz.

Dieser Umwandlungsprozess, der als Decarboxylierung bezeichnet wird, kann bei allen Lebensmitteln beobachtet werden, an deren Entstehung oder Reifung Mikroorganismen beteiligt sind. Bekannte Beispiele hierfür sind Milchprodukte wie Käse und Joghurt, Sauerkraut und alkoholische Getränke wie Wein und Bier. Außerdem findet dieser chemische Prozess auch bei gesalzenen oder geräu-

Histidin wird zu Histamin abgebaut

Auch Lebensmittel, die keinen mikrobiellen Reifungsprozess durchlaufen, können im Zuge ihrer Lagerung oder Alterung hohe Histaminwerte entwickeln. Voraussetzung ist dabei immer das Vorhandensein von Histidin.
Wie schnell und in welchem Maße der Histamingehalt eines Lebensmittels ansteigt, ist von verschiedenen Faktoren abhängig. Zum einen spielt der Histidinspiegel des Ausgangsprodukts eine Rolle. Je höher die Konzentration dieses biogenen Amins ist, umso mehr Histamin kann durch seinen Abbau entstehen.
Fischwaren beispielsweise können bei unsachgemäßer Behandlung sehr schnell bedenkliche Histaminwerte entwickeln, da sie aufgrund ihres Eiweißgehalts über einen hohen Histidinanteil verfügen.

cherten Wurstwaren wie Salami und rohem Schinken statt.

Bei langer Lagerung steigt der Histamingehalt

Auch die Dauer der Lagerung ist maßgeblich für die Entstehung von Histamin. Je länger ein Lebensmittel aufbewahrt wird, umso mehr Zeit bleibt für die Decarboxylierung des darin enthaltenen Histidins – also der Umwandlung von Histidin in Histamin.

Aus diesem Grund sind Speisen, die bis zu ihrer Fertigstellung einen langen Reifungs- oder Lagerungsprozess hinter sich haben, besonders stark mit Histamin belastet. Typische Vertreter dieser Histaminbomben sind alte Käsesorten (z. B. Emmentaler), Salamiwurst und Rotwein.

Ein weiterer Einflussfaktor bei der Umwandlung von Histidin in Histamin ist die Art der Lagerung eines Lebensmittels.

Milde Temperaturen erleichtern den Mikroorganismen ihre Arbeit beim Abbau von Histidin, daher sind besonders Speisen gefährdet, die im Rahmen ihrer Aufbewahrung nicht ausreichend oder nicht dauerhaft gekühlt werden.

Wiederholtes Aufwärmen vermeiden

Dieser Punkt ist auch zu beachten beim wiederholten Aufwärmen von zubereiteten Lebensmitteln. Leicht verderbliche Gerichte wie Hackfleischspeisen oder Fisch sollten daher niemals ein zweites Mal aufgewärmt werden, da sich die bakterielle Aktivität bereits nach dem ersten Zubereiten stark entfaltet und in den folgenden 24 Stunden sehr viel Histidin in Histamin umgewandelt werden kann. Auch bei Menschen, die nicht unter einer Histamin-Intoleranz leiden, können so leicht die Grenzen zu einer giftigen Konzentration überschritten werden. Auch langsam garende Gerichte wie Gulasch, Schmorbraten oder Pulled Pork entwickeln bereits bei der Zubereitung hohe Histaminwerte. Als Faustregel gilt, dass Fleisch generell nicht länger als 20 Minuten erhitzt werden sollte, damit es Histamin-arm auf dem Teller landet

Konservierung

Das Einfrieren ist die effektivste Methode, den histaminbedingten Verderb eines Lebensmittels deutlich zu verlangsamen. Auch Salzen und das Zuführen von Konservierungsstoffen hat Einfluss auf die Haltbarkeit. Darüber hinaus vermindern luftdichte Verpackungen sowie eine ununterbrochene Kühlkette beim Transport von Lebensmitteln ein unerwünschtes mikrobielles Wachstum.

Lebensmittelherstellung

Im Rahmen der industriellen Fertigung bzw. Produktion von Speisen sind auch der Frischegrad des Ausgangsprodukts sowie sein Keimgehalt ausschlaggebend für die Histaminkonzentration im Endprodukt. Daher kann man auch nicht behaupten, dass biologisch hergestellte Waren histaminärmer sind als industriell gefertigte. Im Gegenteil: Kontrollierte Hygienebedingungen, optimale Kühlung und die Verwendung von Vakuumverpackungen sprechen – hinsichtlich des Histamingehalts – eher für eine hoch modernisierte Industrieproduktion.

Lebensmittel wie Käse oder Joghurt müssen im Rahmen des Produktionsprozesses fermentiert werden. Um diesen Prozess in Gang zu setzen, werden Starterkulturen zugesetzt. Dabei handelt es sich um Stämme von Mikroorganismen, die im Nahrungsmittel einen mikrobiellen oder fermentativen Prozess starten. Diese Stoffwechselvorgänge verändern die Zusammensetzung des Nahrungsmittels und tragen zur Entwicklung produkttypischer Eigenschaften wie charakteristisches Aroma, eine bestimmte Konsistenz oder Textur bei. So wird aus Milch Käse oder Joghurt. Leicht verderbliche Lebensmittel werden so zudem in haltbare Formen umgewandelt. Die Auswahl der richtigen Starterkultur hat erheblichen Einfluss auf den späteren Histamingehalt eines Lebensmittels. Besonders die in Großbetrieben verwendeten Reinzuchthefen und -bakterien verlangsamen effizient den mikrobiellen Verderb und damit die Entstehung von Histamin.

Wie man sieht, ist die Histaminbildung in Lebensmitteln von einigen teils unwägbaren Faktoren abhängig. Infolgedessen kann es passieren, dass zwei identische Produkte aus der gleichen Produktion sehr unterschiedliche Konzentrationen

Histaminkonzentrationen aufweisen, wenn sie eines Tages beim Endverbraucher auf dem Küchentisch stehen.

Bitte beachten Sie

Für Menschen mit HIT ist es besonders wichtig, bei der Auswahl von Nahrungsmitteln auf Frische zu achten, für eine ununterbrochene Kühlung zu sorgen und angebrochene Verpackungen stets gut zu verschließen.

Die Küchenresistenz von Histamin

In der modernen Küche ist es üblich, leicht verderbliche Speisen abzukochen oder zu braten. Auf diese Weise stellt man sicher, dass schädliche Bakterien oder Viren absterben und der Verzehr des Lebensmittels keine gesundheitliche Gefahr darstellt.

Leider führt diese Methode beim Zubereiten histaminreicher Speisen nicht zum gewünschten Erfolg. Histamin ist eine thermostabile Substanz, was bedeutet, dass Temperaturbehandlungen zu keiner Veränderung ihrer Aktivität führen. Zwar kann der Abbau von Histidin zu Histamin durch Kühlen oder Einfrieren des Lebensmittels deutlich verlangsamt werden, doch die bereits entstandenen biogenen Amine lassen sich durch Hitze oder Kälte nicht mehr beeinflussen. Der Histamingehalt von Speisen kann also weder durch Kochen, Braten oder Tiefkühlen noch durch Erhitzen mittels Mikrowelle reduziert werden.

Da keine küchentechnische Methode existiert, welche die Histaminbelastung eines Nahrungsmittels vermindert, sollte man zur Einhaltung einer HIT-spezifischen Eliminationsdiät von vornherein auf einen geringen Gehalt an biogenen Aminen achten.

▸▸ Viele Lebensmittel enthalten biogene Amine, die Ihnen Probleme machen können.

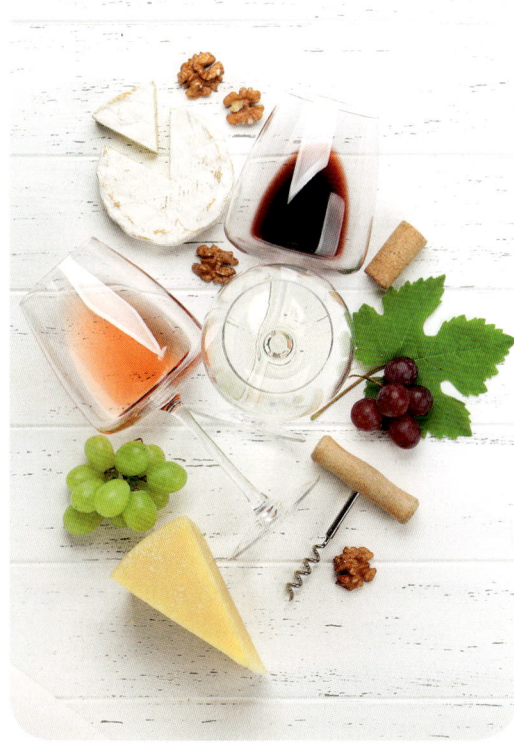

Arzneimittel gegen Histamin-Intoleranz

Auch bei intensiven Bemühungen kann man die Aufnahme von Histamin nicht ganz vermeiden. Gegen leichte bis mittelschwere Beschwerden können Medikamente helfen.

Bei HIT-Beschwerden bietet sich der Einsatz verschiedener Arzneien an. Mit ihrer Hilfe setzt man sowohl an den Ursachen als auch an den Folgen einer Histaminüberbelastung an. Nährstoffmangel gilt als eine wesentliche Ursache für die Unverträglichkeit von Histamin. Der Organismus benötigt Vitamine, Mineralstoffe und Spurenelemente zur Produktion der Diaminoxidase. Liegt hier eine Unterversorgung vor, so besteht die Gefahr eines DAO-Mangels. Durch die Nahrung aufgenommenes Histamin kann dann nicht mehr hinreichend verstoffwechselt werden. Die Vitamin B_6 und C, DAO-Enzyme und Antihistaminika kommen für eine medikamentöse Therapie infrage. Vitamin B_6 fungiert offenbar als Coenzym für die Diaminoxidase. Der Organismus benötigt eine bestimmte Menge an Vitamin B_6, um den Abbau von Histamin und anderen biogenen Aminen mittels DAO überhaupt zu ermöglichen.

Verträglichkeit dank Nahrungsergänzungen

In Studien fand man zudem offensichtliche Zusammenhänge zwischen der Histamin-Intoleranz und dem Vitamin-B_6-Status einiger Betroffener. Auffällig war, dass nur ein kleiner Teil der HIT-Patienten einen normalen Vitamin-B_6-Status besaß, bei 80 Prozent der Studienteilnehmer mit HIT konnte indes ein Mangel nachgewiesen werden. Bei vielen von ihnen ließ sich nach einer mehrwöchigen Gabe dieses Coenzyms eine Verbesserung ihrer Toleranz gegenüber Histamin nachweisen.

Andere Studienergebnisse zeigen, dass ein statistisch signifikanter Zusammenhang zwischen dem Vitamin-C-Spiegel und dem Abbau von Histamin existiert. Man stellte fest, dass Personen mit erniedrigtem Vitamin-C-Spiegel gehäuft hohe Histaminwerte aufwiesen, und interpretierte dies so, dass der oxidative Abbau von Histamin umso zügiger vorangeht, je höher das Vitamin-C-Potenzial ist.

Nach dem, was man heute weiß, ist es sinnvoll, bei einer Histamin-Intoleranz zusätzlich die Vitamine B_6 und C einzunehmen. Die Verträglichkeit histaminreicher Speisen und Getränke sowie der Abbau des im Körper befindlichen Histamins lassen sich so vermutlich dauerhaft verbessern.

Um einen Mangel auszuschließen, ist es auch sinnvoll, Zink, Kupfer und Magnesium zu ergänzen. Damit ist sichergestellt, dass die DAO alle Nährstoffe vorfindet, die sie für eine hinreichende Funktion benötigt.

In Apotheken erhältlich ist ein Kombipräparat mit dem Namen Betadianin, welches speziell für HIT-Patienten konzipiert wurde. Hierbei handelt es sich um eine Nahrungsergänzung mit den Vitaminen B_6 und C, Zink, Kupfer und Magnesium in Kapselform, die rezeptfrei erhältlich ist. Mehr Informationen und eine Bestellmöglichkeit finden Sie auch unter www.betadianin.de.

Enzymersatztherapie

Ein Ansatz zur Bekämpfung histaminbedingter Beschwerden ist die sogenannte Enzymersatztherapie. Hierbei wird der Enzymmangel durch die Zufuhr von DAO in Kapselform ausgeglichen. Histaminhaltige Speisen werden so durch die Einnahme einer Kapsel mit einem Diaminoxidase-Proteinextrakt besser »verdaut«. Die Anwendungsweise ist einfach: Vor einer histaminhaltigen Mahlzeit nimmt man eine Kapsel mit etwas Flüssigkeit ein und unterstützt so den Körper beim Abbau des im Essen befindlichen Histamins. Dieses Nahrungsergänzungsmittel in Kapselform heißt Daosin und ist in Deutschland, Österreich und der Schweiz rezeptfrei erhältlich.

Antihistaminika

Auf akute Darmbeschwerden hat die Einnahme von Antihistaminika vermutlich keinen Einfluss. Sind außer dem Darmtrakt aber noch weitere Organe betroffen, so kann man ihre Verwendung in Betracht ziehen. Man unterscheidet bei diesen Medikamenten zwischen H_1-, H_2- und H_3-Rezeptorenblockern. Zur symptomatischen Behandlung einer HIT sind Antihistaminika vom Typ H_1-Rezeptoren-

Blocker die erste Wahl. Bei bestimmten Beschwerden kommen aber auch die H_2- und H_3-Rezeptoren-Blocker infrage.

Wie wirken Antihistaminika?

Histamin ist ein Botenstoff, der an speziellen Stellen – den Histaminrezeptoren – auf einer Zelle andockt und damit letztlich ein bestimmtes Signal an die Zelle gibt. H_1-Rezeptoren befinden sich beispielsweise an Blutgefäßen. Bindet der Botenstoff Histamin an einer solchen H_1-Kontaktstelle einer Kapillare, so führt dies zu einer Erweiterung des Blutgefäßes mit den daraus resultierenden gesundheitlichen Folgen.

H_1-Rezeptoren-Blocker binden ebenfalls am H_1-Rezeptor, besitzen allerdings eine höhere Bindefähigkeit an den Rezeptor als das eigentliche Histamin, sodass sie noch vor ihm »ins Schloss fallen«. Der Rezeptor ist also besetzt, aber es wird kein Signal vermittelt. Die Bindung eines Antihistaminikums am Rezeptor hat also keine krankmachende Wirkung, sondern verhindert lediglich, dass Histamin in die Kontaktstelle eintreten kann. Sind alle Bindungsstellen besetzt, kann der Botenstoff Histamin seine »Botschaft« nicht mehr weitergeben und verliert dadurch seine Wirkung.

H_1-Antihistaminika

H_1-Rezeptoren-Blocker wirken nachweislich besonders gut bei Hautbeschwerden, Schnupfen, asthmatischen Beschwerden, Schwindelgefühl sowie auch bei Kopfschmerzen.

Bei den H_1-Antihistaminika unterscheidet man drei Arten bzw. Generationen:
- Die erste Generation wurde bereits in den 1930er-Jahren entwickelt. Die Medikamente der ersten Generation haben den Nachteil, dass sie müde machen oder starke Konzentrationsstörungen verursachen. Aus diesem Grund werden sie erst abends zur Nachtruhe eingenommen. Vielfach werden sie auch als Schlafmittel verwendet.
- Die Medikamente der zweiten Generation besitzen diese Nebenwirkung aber nicht und sollten daher nach Möglichkeit bevorzugt werden. Da ihre Wirkung relativ rasch eintritt, empfehlen einige Fachleute die Verwendung vor dem Verzehr histaminreicher Speisen oder nach Diätfehlern. Ob diese Vorgehensweise dauerhaft die richtige ist, muss jeder Betroffene individuell entscheiden.
- Die therapeutische Wirksamkeit der dritten Generation ist noch umstritten. Wegen möglicher Nebenwirkungen kommen sie derzeit für die Behandlung einer HIT nicht infrage.

H_2-Antihistaminika

H_2-Rezeptor-Antagonisten hemmen die durch H_2-Rezeptoren vermittelte Histaminwirkung. Die H_2-Rezeptoren befinden sich in den Blutgefäßen, im Herzen und insbesondere in der Magenschleimhaut. Da sie für die Produktion der Magensäure

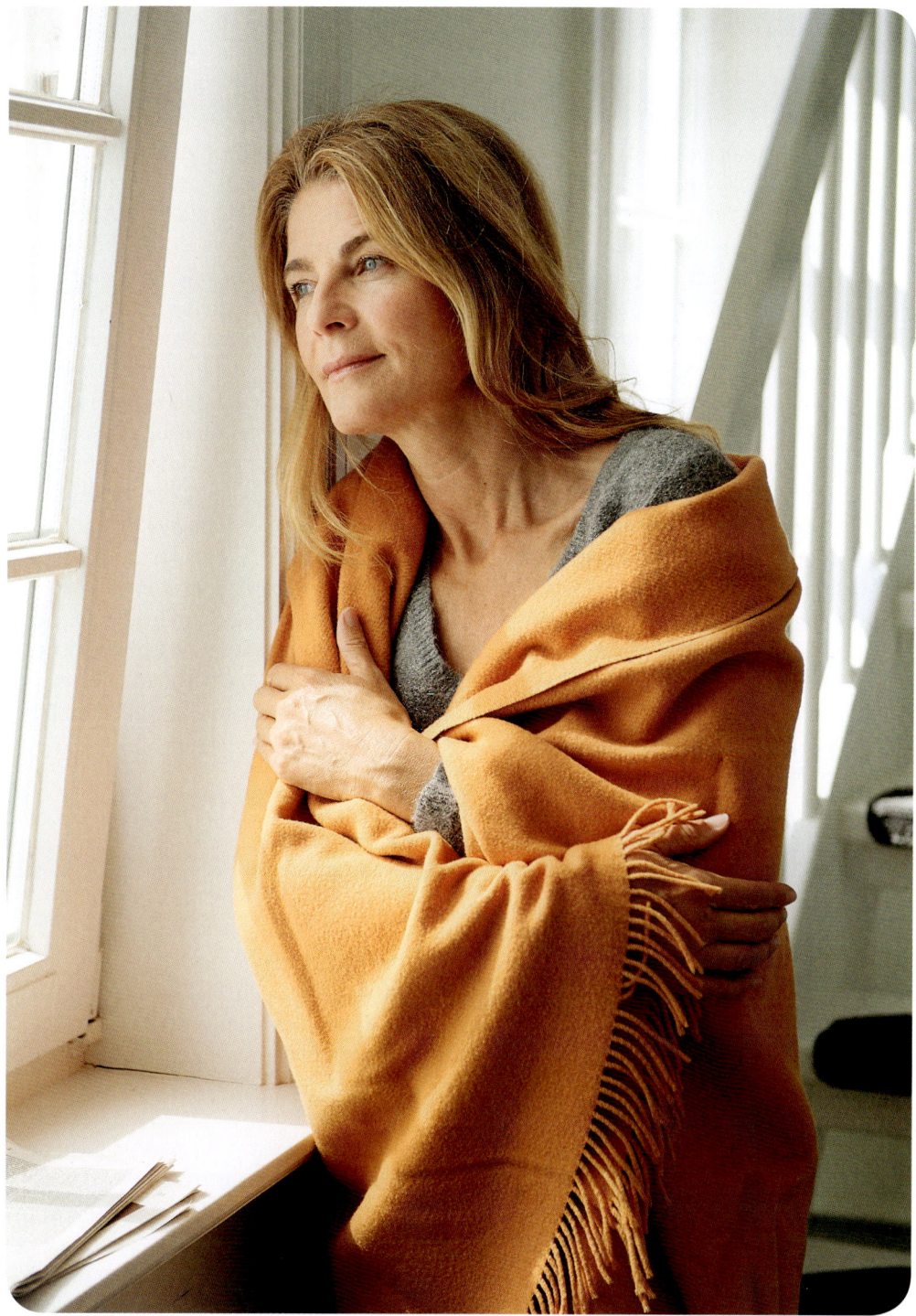

mitverantwortlich sind, wurden sie früher auch begleitend zur Therapie von Geschwüren in Magen und Zwölffingerdarm verwendet. H_2-Antihistaminika eignen sich aber zur symptomatischen Behandlung einer Histamin-Intoleranz besonders dann, wenn durch den Verzehr histaminreicher Speisen Sodbrennen und Magenbeschwerden auftreten.

H_3-Antihistaminika

Diese Wirkstoffgruppe wird aufgrund ihrer beruhigenden Wirkung als Psychopharmaka eingestuft. Für HIT-Patienten mit innerer Unruhe und Schlafstörungen kommen sie daher als Therapieansatz infrage. H_3-RezeptorenBlocker wirken außerdem sehr appetitanregend.

Viele Antihistaminika sind in Apotheken frei erhältlich. Der Rat lautet dennoch, eine mögliche Einnahme vorab mit dem behandelnden Arzt zu klären. Besprechen Sie gemeinsam mit ihm, welche Wirkstoffgruppe und welches Präparat für Ihre individuelle Situation am besten geeignet ist.

Mastzellstabilisatoren

Cromoglicinsäure wird als Mastzellstabilisator bezeichnet, weil sie die Histaminfreisetzung aus den Mastzellen vermindert – die Mastzellen werden also »stabilisiert«. Die Cromoglicinsäure wirkt nur lokal an der Anwendungsstelle und nicht systemisch (im gesamten Körper). Sie wird in erster Linie bei allergischen Beschwerden eingesetzt, als Augentropfen und Nasenspray, oder oral eingenommen zur Stabilisierung der Mastzellen in der Darmschleimhaut. Damit Cromoglicinsäure die Freisetzung von Histamin wirksam verhindern kann, muss sie regelmäßig angewendet bzw. eingenommen werden, denn sie wirkt nur vorbeugend. Für die lokale Behandlung des Darms gibt es verschiedene Präparate mit dem Wirkstoff Cromoglicinsäure (u. a. Allergoval, Colimune, DNCG oral Pädia). Diese werden vor allem bei Nahrungsmittelallergie und chronischer Dickdarmentzündung eingesetzt, könnten aber möglicherweise auch hilfreich sein, wenn Sie überwiegend unter Darmbeschwerden leiden, die durch histaminfreisetzende Nahrungsmittel ausgelöst werden.

Vorsicht bei Wechselwirkungen

Möglicherweise sind auch die Medikamente, die Sie einnehmen, ganz oder zumindest teilweise schuld an Ihren HIT-Beschwerden. Fast hundert Wirkstoffe sind bis heute als DAO-Hemmer erkannt. In der Tabelle finden Sie die relevantesten und häufigsten Arzneimittelwirkstoffe, die als DAO-Hemmer bekannt sind. Sollten Sie ein Medikament verwenden, das einen dieser Wirkstoffe enthält, so unterrichten Sie Ihren Arzt davon. Falls Sie den Verdacht haben, dass ein Medikamentenwirkstoff, der nicht auf dieser Liste aufgeführt ist, bei Ihnen

DAO-hemmende Medikamentenwirkstoffe

Medikamentenwirkstoff	Anwendungsgebiet
Acetylcystein	Schleimlöser
Ambroxol	Schleimlöser
Amitriptylin	Antidepressivum
Chloroquin	Antirheumatikum
Clavulansäure	Antibiotikum
Cycloserin	Antibiotikum
Dihydralazin	Antihypertonikum
Isoniazid	Chemotherapeutikum
Metamizol	Schmerzmittel
Metoclopramid	Magen-Darm-Mittel
Metronidazol	Chemotherapeutikum
Pentamidin	Chemotherapeutikum
Promethazin	Neuroleptikum
Propafenon	Antiarrhythmikum
Propanidid	Narkosemittel
Theophyllin	Asthmamittel
Verapamil	Herz-Kreislauf-Mittel

zu Beschwerden führt, so sprechen Sie dies bitte ebenfalls mit Ihrem behandelnden Mediziner ab.

Setzen Sie niemals ohne Rücksprache mit Ihrem Arzt ein Medikament ab! Die Folgen einer solchen Aktion können um ein Vielfaches schwerwiegender sein als die histaminbedingten Nebenwirkungen.

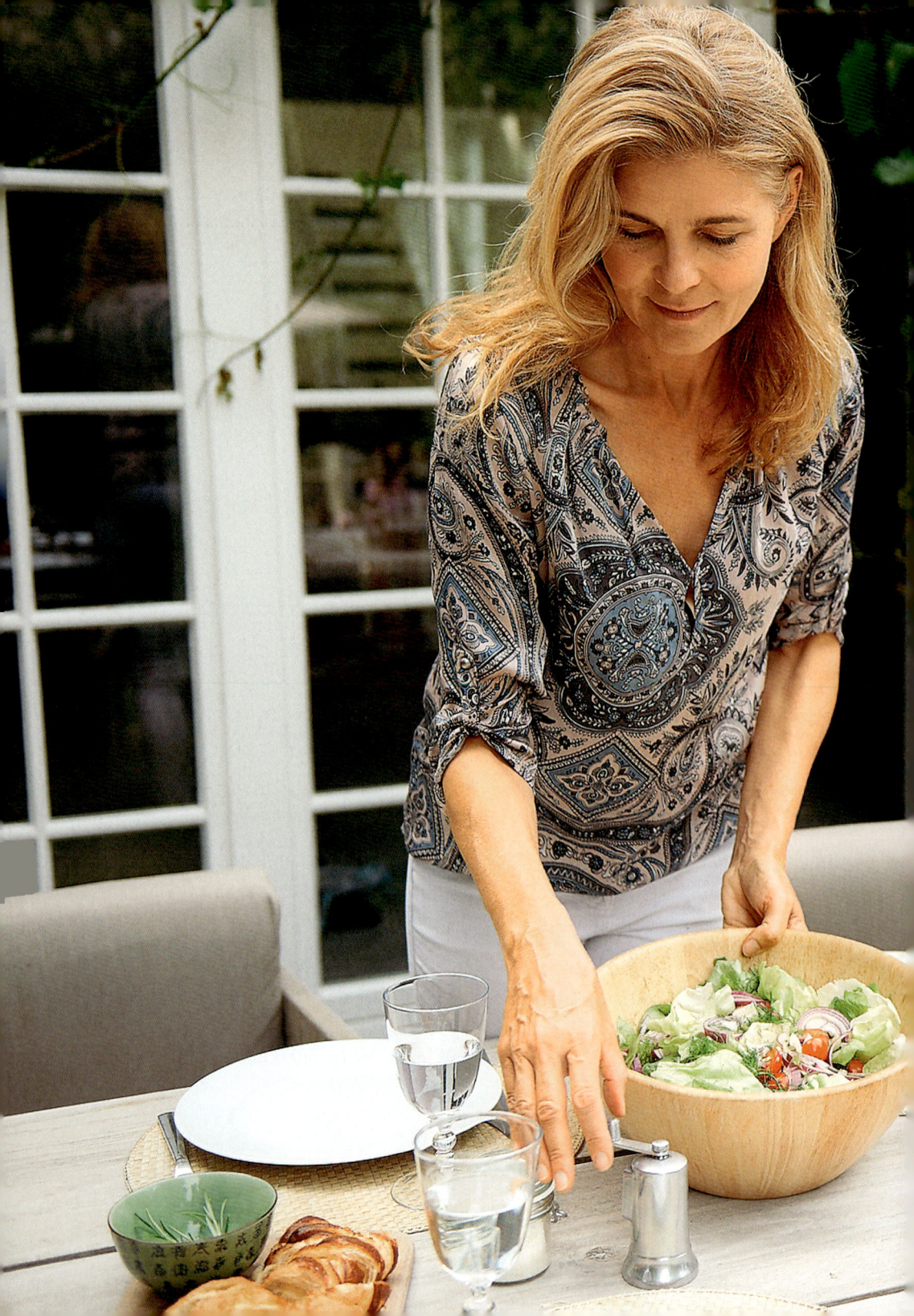

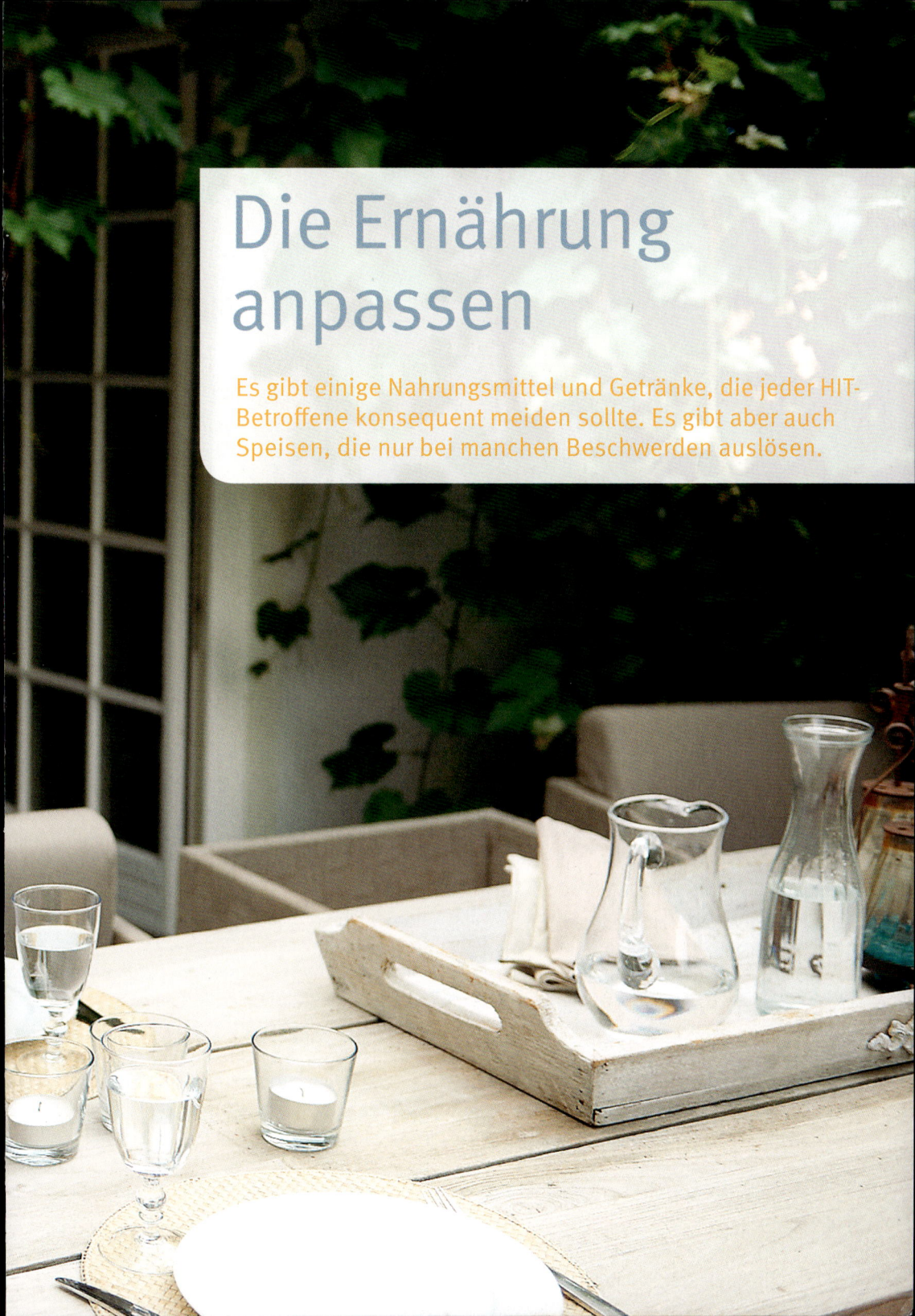

Die Ernährung anpassen

Es gibt einige Nahrungsmittel und Getränke, die jeder HIT-Betroffene konsequent meiden sollte. Es gibt aber auch Speisen, die nur bei manchen Beschwerden auslösen.

Was kann man essen – was sollte man meiden?

Ziel einer HIT-Diät ist, problematische Lebensmitteln auf ein verträgliches Maß einzuschränken. Achten Sie auf eine ausgewogene Ernährung.

Eine übertriebene Vorsicht bei der Auswahl der verträglichen Lebensmittel ist im Übrigen auch gar nicht erforderlich: Anders als bei einer Allergie, bei der bereits geringste Mengen eines Stoffes eine umfangreiche Symptomatik in Gang setzen können, kommt es bei der HIT auf die Menge der konsumierten Speisen an. Da auch Menschen mit einem ausgeprägten Mangel an dem histaminabbauenden Enzym DAO einen Rest an Enzymaktivität besitzen, werden kleinere Mengen an Histamin und anderen biogenen Aminen von vielen Betroffenen problemlos vertragen. Beschwerden entstehen erst dann, wenn ein bestimmtes Maß – ihre individuelle Toleranzgrenze – überschritten wird. Seien Sie also nachsichtig bei der Speiseauswahl und schränken Sie Ihre Nährstoffzufuhr im Anschluss an die vierwöchige Eliminationsdiät nicht mehr als unbedingt erforderlich ein.

Die Tabellen in den folgenden Abschnitten geben Aufschluss über den vereinzelt gemessenen Histamingehalt verschiedener Speisen. Leider existiert nur wenig Datenmaterial zur Frage der Histaminbelastung von Lebensmitteln. Die vorliegenden Werte stellen daher auch nur eine Zusammenstellung der stichprobenartigen Messergebnisse dar und dienen somit nur zur Orientierung bei der Auswahl bzw. Meidung potenziell unverträglicher Speisen. Ist nur ein Wert angegeben, so handelt es sich um eine Einzelmessung. Ansonsten beziehen sich die Angaben auf die Schwankungsbreite aller ermittelten Messwerte.

Verzehrsübliche Mengen beachten

Bitte berücksichtigen Sie bei der Betrachtung der Messergebnisse auch die verzehrsüblichen Mengen des jeweiligen Lebensmittels. Belegen Sie Ihr Brot mit einer dünnen Scheibe Käse, die möglicherweise histaminbelastet sein könnte? Oder verzehren Sie eine ganze Mahlzeit eines histaminreichen Lebensmittels, zum Beispiel Sauerkraut?

Fleisch und Wurstwaren

Frisches Fleisch enthält in der Regel kaum Histamin oder andere biogene Amine. Erst im Zuge der Lagerung oder Reifung kann sich ein Histamingehalt entwickeln, der für Menschen mit HIT unverträglich hoch ist.

Hiervon betroffen sind in erster Linie getrocknete, geräucherte und gepökelte Wurstwaren. Die an ihrem Reifungsprozess beteiligten Mikroorganismen haben nicht nur Einfluss auf die Aromabildung des Produkts, sondern begünstigen auch die Anreicherung mit Histamin. Besonders alte Wurstwaren wie Salami sowie roher oder geräucherter Schinken weisen daher teils beträchtliche Histaminkonzentrationen auf.

Zwischen der Schlachtung eines Tieres und dem Verzehr des Endprodukts können je nach Produkt Tage, Wochen oder sogar Monate vergehen. Einige Fleischkonserven können sogar über Jahre gelagert werden, ohne für gesunde Menschen ungenießbar zu sein. Aber je länger ein tierisches Lebensmittel aufbewahrt wird, umso mehr Zeit steht für die Decar-

Bitte bei Fleisch beachten

- Lagern Sie Fleisch und Wurstwaren nicht länger als unbedingt nötig.
- Wählen Sie frisches oder tiefgekühltes Fleisch oder Geflügel.
- Meiden Sie in jedem Fall Fleisch- und Wurstkonserven.
- Denken Sie daran, geöffnete Wurstverpackungen stets luftdicht zu verschließen.
- Erkundigen Sie sich – wenn möglich – nach der Frische der angebotenen Waren.
- Meiden Sie geräucherte, gepökelte und getrocknete Wurstwaren.
- Achten Sie besonders bei Hack und Mett auf die Frische und vermeiden Sie eine lange Lagerung.
- Wärmen Sie keine zubereiteten Fleischspeisen auf.
- Sorgen Sie für eine ausreichende und ununterbrochene Kühlung von tierischen Lebensmitteln.

boxylierung (Umwandlung) von Histidin in Histamin zur Verfügung. Daher sollten Sie bei Fertigprodukten mit tierischen Bestandteilen besonders aufmerksam sein.

Hackfleisch: nur ganz frisch verwenden
Leicht verderbliche Waren wie Hackfleisch und die aus zermahlenem Fleisch hergestellten Würste entwickeln sogar in kurzer Zeit bedenkliche Histaminwerte. Durch die Zerkleinerung der Fleischstücke ist die Gesamtoberfläche der Fleischwaren um ein Vielfaches vergrößert. Es kommt daher zu einem vermehrten Kontakt mit dem Sauerstoff der Luft. Dies begünstigt die mikrobiellen Aktivitäten, und der Verderb der Ware wird beschleunigt. Fleischwaren wie Hackfleisch, Mett- oder Bratwurst sollten also bei Menschen mit HIT nur möglichst frisch auf den Tisch. Bei abgepackten Wurstwaren aus dem Supermarktregal ist für den Verbraucher kaum ersichtlich, wie viel Zeit seit der Schlachtung vergangen ist. Zumindest während einer vierwöchigen Eliminationsdiät sollten diese Produkte sicherheitshalber gemieden werden.

Auf die Frische achten
Wer Fleisch und Wurst beim Metzger einkauft, kann sich nach der Frische der angebotenen Waren erkundigen. Bei sachgemäßer Verarbeitung und Lagerung kann man bei den meisten Fleisch- und Wurstwaren mit einer niedrigen Histaminbelastung rechnen. Da Fertigungs- und Verarbeitungsprozesse stets die Entstehung von Histamin begünstigen können, ist es ratsam, auf möglichst wenig verarbeitete Wurstwaren zurückzugreifen.

Meiden: Leber und Leberwurst
Eine Sonderstellung nehmen Leber, Leberwurst oder andere aus Leber hergestellte Produkte ein: Da in der Leber eines Tieres Histamin abgebaut wird, ist

Histamingehalt von Fleisch- und Wurstwaren

Lebensmittel	mg Histamin/kg
Bratwurst, 5 Tage alt	6
Bratwurst, frisch	< 1
Cervelatwurst	< 10–100
Fleischsalat	9–310
Hackfleisch, 3–4 Tage alt	8
Hackfleisch, frisch	< 1
Hühnerfleisch, frisch	< 1
Mettwurst, 1. Woche	< 1
Mettwurst, 2. Woche	1–10
Mettwurst, 3.–4. Woche	1–80
Rindfleisch, frisch	< 2,5
Rinderleber	65
Salami	1–450
Schweineleber	225
Westfälischer Schinken	6,4

die Leber besonders stark mit diesem Stoff belastet. Leber und daraus hergestellte Wurstwaren können deshalb extrem hohe Histaminkonzentrationen aufweisen und sollten in jedem Fall bei HIT gemieden werden.

Tiefkühlfleisch
Tiefkühlfleisch ist dank moderner Fertigungsanlagen und ununterbrochener Kühlketten meist gut verträglich. Eine Ausnahme bildet das sogenannte Formfleisch: Die zahlreichen Produktionsschritte bis hin zum fertigen Produkt bieten viel Raum zur Histaminbildung.

Fisch und Meeresfrüchte
Fangfrischer Fisch ist genauso wie frisches Fleisch nahezu histaminfrei. Da Fischfleisch aber einen sehr hohen Gehalt an Histidin aufweist, neigt es unter ungünstigen Bedingungen zu raschem mikrobiellen Verderb.

Besonders Fischsorten aus warmen Gewässern (z. B. Thunfisch) müssen direkt nach dem Fang ausreichend gekühlt werden, damit sich nicht viel Histamin bildet. Da dies nicht immer garantiert werden kann, ist beim Konsum dieser Lebensmittel größte Vorsicht geboten.

Nur wenn eine ununterbrochene Kühlkette und eine sachgemäße Verarbeitung der Waren sichergestellt sind, kann man auf verträgliche Histaminwerte vertrauen.

Ebenfalls besonders histaminreich sind getrocknete, gesalzene und marinierte Fischsorten. Während ihres langen Herstellungsprozesses steht genügend Zeit für den Abbau der umfangreichen Histidinmengen zur Verfügung. Krankmachende Histaminkonzentrationen, die selbst bei gesunden Menschen an die

Histamingehalt von Fisch und Meeresfrüchten

Lebensmittel	mg Histamin/kg
Sardellen (Konserve)	34,5–176
Anchovis (Konserve)	1250
Anchovis (frisch)	44
Fischmarinade	2400
Fischstäbchen (tiefgekühlt)	‹ 0,1
Forelle	333
Hering frisch	350
Hering in Tomatensauce (Konserve)	500–3000
Heringssalat	500–1430
Krabbenpastete	8
Makrelen geräuchert	80–576
Matjes	‹ 0,1–10
Rollmops	7,7–80
Sardinen (Konserve)	110–1500
Thunfisch (Konserve)	‹ 0,1–13000

Grenze des Verträglichen gelangen, können die Folge sein.

Prinzipiell sind bei einer HIT auch Fischkonserven zu meiden. Zwar können diese Waren bei sachgemäßer Verarbeitung nur gering belastet sein, die Wahrscheinlichkeit für eine Überbelastung an biogenen Aminen ist aber sehr hoch.

Meeresfrüchte

Für Meeresfrüchte gilt das Gleiche, was für Fisch bereits beschrieben wurde: Mit steigender Temperatur und Lagerdauer steigt auch der Histamingehalt. Allerdings stehen Meeresfrüchte darüber hinaus auch im Verdacht, als Histaminliberator zu fungieren. Daher muss man davon ausgehen, dass sie auch im frischen Zustand zu Beschwerden führen könnten.

Fischvergiftung

Bei der klassischen Fischvergiftung handelt es sich in den meisten Fällen übrigens um eine Histaminvergiftung. Je nach Menge des konsumierten Histamins und in Abhängigkeit von der individuellen Toleranzgrenze kommt es auch bei gesunden Personen zu den Symptomen einer HIT. Oder anders ausgedrückt: Wer unter einer Histamin-Intoleranz leidet, erkrankt bereits nach dem Verzehr wenig belasteter Sorten an einer Fischvergiftung.

Ei und Eiprodukte

Frisches Eiklar und -gelb enthalten praktisch kein Histamin, doch ihr hoher Proteingehalt begünstigt einen raschen und folgenschweren Verderb. Je nach Zubereitung gelangt zudem viel Luft an die Speise, was deren Haltbarkeit enorm einschränkt. Besondere Vorsicht ist daher bei aufgewärmtem Rührei und Süßspeisen oder Desserts mit viel Ei geboten. Am sichersten ist es, Eierspeisen stets

⬇ Vergleich der Histaminentwicklung in Fisch in Abhängigkeit von der Aufbewahrungstemperatur: Bei 30 °C entsteht wesentlich mehr Histamin als bei 4 °C.

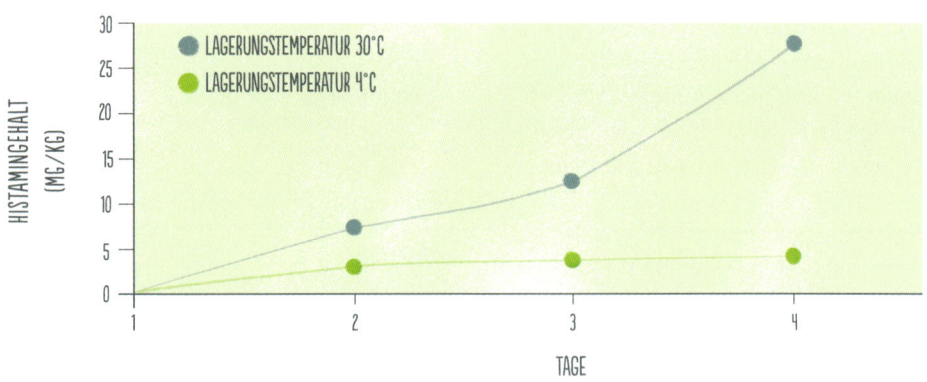

nur selbst aus frischen Eiern zuzubereiten und diese auch direkt zu verzehren. Zu meiden sind hingegen vorgekochte Eier aus der Supermarkttheke, Fertigspeisen mit Flüssigei sowie jegliche abermals aufgewärmten Eierspeisen.

Käse und Milchprodukte

Der Verzehr von Käse und anderen Milchprodukten führt häufig zu histaminbedingten Beschwerden. Besonders lang reifende Käsesorten können einen extrem hohen Histamingehalt entwickeln. Der Grund liegt auch hier – wie bei allen Lebensmitteln – in der Umwandlung von Histidin in Histamin. Je mehr Zeit für die Reifung des Milchprodukts zur Verfügung steht, umso höher ist letztlich der Gehalt an biogenen Aminen. Gerade alte Käsesorten wie Emmentaler, Parmesan oder alter Gouda sind hiervon betroffen. Viele Käsesorten enthalten auch eine Reihe anderer biogener Amine, welche deren Verträglichkeit für Menschen mit HIT weiter einschränkt.

Bitte bei Fisch und Meeresfrüchten beachten

- Meiden Sie geräucherte, gesalzene und marinierte Fischsorten.
- Achten Sie beim Einkauf von Fisch ganz besonders auf die Frische der Ware.
- Falls Sie auf Meeresfrüchte nicht komplett verzichten wollen, verwenden Sie nur frische oder tiefgekühlte Ware und testen Sie im Anschluss an die Eliminationsdiät vorsichtig aus, ob Sie diese beschwerdefrei vertragen.
- Meiden Sie in jedem Fall Fischkonserven wie Thunfisch oder Rollmops.
- Stellen Sie bis zum Verzehr eine ununterbrochene Kühlung und eine sorgfältige Verpackung des Fischfleisches sicher.

Bitte bei Käse und Milchprodukten beachten

- Meiden Sie alle Käsesorten mit einer langen Reifezeit sowie Milchprodukte, die aus Rohmilch hergestellt wurden.
- Verwenden Sie Frischmilchprodukte und wenig gereifte Käsesorten wie Butterkäse oder jungen Gouda.
- Achten Sie auch bei Milchprodukten auf kurze Aufbewahrungszeiten und eine luftdichte Verpackung im heimischen Kühlschrank.
- Ziehen Sie bei Unverträglichkeit von Milch und daraus hergestellten Produkten auch eine Laktose-Intoleranz in Betracht.

Der Histamingehalt einzelner Käsesorten aus dem Supermarktregal oder dem Feinkosthandel kann von kaum messbar bis exorbitant hoch schwanken. In diesem Zusammenhang gilt es auch zu bedenken, dass gerade bei Milchprodukten eine Überreifung stattfinden kann, die sich der produktionsbedingten Reifung anschließt und sich somit der Kontrolle des Herstellers entzieht. Lagerung bzw. Aufbewahrung im Supermarktregal und im heimischen Kühlschrank verlängern diesen Zeitraum. Hinzu kommen die teils recht langen Transportwege.

Keine Rohmilchprodukte!
Je nach Art der verwendeten Rohprodukte können aber auch bei jüngeren Käsesorten bedenkliche Histaminwerte entstehen. Käse, die aus Rohmilch anstatt aus pasteurisierter Milch hergestellt werden, können aufgrund ihrer mikrobiellen Aktivität auch nach kürzerer Reifezeit zu »Histaminbomben« werden. Generell stellen Rohmilch sowie daraus hergestellte Produkte ein erhebliches Risiko in Bezug auf ihren Histamingehalt dar.

Frische Milchprodukte sind meist verträglich
Prinzipiell sollte man als HIT-Betroffener alte Käsesorten meiden und auf Frischkäse und andere frische Milchprodukte umsteigen. Quark, Joghurt, Rahm, Buttermilch und frische Milch sollten im Rahmen einer histaminarmen Ernährung gut verträglich sein.

Histamingehalt von Milchprodukten und Käse

Lebensmittel	mg Histamin/kg
Brie	‹ 10–600
Butterkäse	‹ 10
Buttermilch	2,3
Camembert	‹ 10–600
Cheddarkäse	‹ 10–1300
Edamer Käse	‹ 10–500
Emmentaler Käse	‹ 10–2500
Gouda Käse	‹ 10–900
Harzer Käse	390
Joghurt	2,1
Kondensmilch	1,2
Milchpulver	0,4
Mozzarella	1,6–50
Parmesankäse	‹ 10–580
Quark	0,1–3
Rohmilch, frisch	0,1–1
Sahne	2,1
Schafskäse	0,4–60,7
Schimmelkäse	‹ 10–79
Tilsiter Käse	‹ 10–60
Vollmilch, pasteurisiert	0,3–3,1

Ebenfalls gut verträglich, weil gering mit Histamin belastet, sind der nur wenig gereifte Butterkäse sowie junger Holländer Käse. Mozzarella hat eine Reifezeit von nur 1–3 Tagen und ist deshalb bei kurzer Lagerdauer und intakter Frischeverpackung meist gut verträglich. Ein Tipp für die Praxis: Wem diese Sorten zu fad schmecken, sollte darauf achten, ddass der Käse beim Verzehr Zimmertemperatur hat, damit er sein volles Aroma entfalten kann.

Weil die Entstehung biogener Amine von zahlreichen Faktoren abhängig ist, sind die ermittelten Histaminwerte bei den verschiedenen Milchprodukten und Käsesorten recht unterschiedlich.

Obst, Gemüse, Pilze und Nüsse

Viele vitaminreiche Obst- und Gemüsesorten sind für Menschen mit HIT unbedenklich. Es gibt aber einige Sorten, die unsere Beachtung verdient haben. Man unterscheidet sie in diejenigen, welche von Natur aus einen hohen Gehalt an Histamin oder anderen biogenen Aminen besitzen, sowie jene, die als Histaminliberatoren fungieren und damit das im Körper gebundene Histamin freisetzen können.

Am histaminreichsten sind die mikrobiell vergorenen Obst- und Gemüsesorten wie das Sauerkraut. Auch der aus Trauben gewonnene Wein verdankt seinen Histamingehalt diesem Reifeprozess. Außerdem sind Spinat, Tomate, Aubergine und Avocado als histaminreich bekannt.

Tomaten und Erdbeeren sind Histaminliberatoren

Tomaten und das daraus gewonnene Tomatenmark stehen darüber hinaus im Verdacht, Histaminliberatoren zu sein. Das Gleiche gilt für Erdbeeren, Ananas, Zitrusfrüchte, Kiwis und Nüsse. Die histaminreichen Sorten Sauerkraut und Avocado besitzen außerdem einen hohen Gehalt an anderen biogenen Aminen, was ihre Verträglichkeit weiter einschränkt.

Bitte bei Obst und Gemüse beachten

- Meiden Sie Sauerkraut, Spinat, Tomaten und Tomatenketchup, Erdbeeren, Walnüsse, Bananen sowie Sorten, von deren Unverträglichkeit Sie aus eigener Erfahrung überzeugt sind.
- Testen Sie nach einer vierwöchigen Eliminationsdiät Ihre individuelle Verträglichkeit einzelner Obst- und Gemüsesorten aus.
- Verwenden Sie keine Sojaspeisen wie Sojamilch, Sojasauce und Tofu.
- Falls Sie dauerhaft einzelne Sorten meiden müssen, decken Sie Ihren Vitaminbedarf verstärkt durch andere Obst- und Gemüsesorten.

Zu diesen Sorten zählen auch Bananen, Himbeeren, Walnüsse, Ananas, Pflaumen, Papayas und Grapefruit. Zu beachten sind auch marinierte Lebensmittel wie zum Beispiel Essiggurken, die Gurke ist zwar unbedenklich, der Essig aber nicht.

Sojaprodukte enthalten andere biogene Amine
Sojabohnen und alle daraus hergestellten Speisen wie Sojamilch und Tofu enthalten zwar kaum Histamin, aber einen hohen Anteil anderer biogener Amine. Leider werden diese Nahrungsmittel, die meist als Kuhmilch- und Fleischalternativen in Reformhäusern zu finden sind, bei HIT nicht besonders gut vertragen.

Pilze
Der Histamingehalt von Pilzen ist bislang nicht ausreichend dokumentiert. Erfahrungsgemäß verursachen Pilze aber nur selten Beschwerden. Einzig in Steinpilzen und Morcheln konnte Histamin und Tyramin nachgewiesen werden, weshalb diese Sorten zumindest während der ersten vier Wochen (Eliminationsdiät) vorsichtshalber gemieden werden sollten.

Berücksichtigt man bei seiner Diät alle hier aufgezählten Obst- und Gemüsesorten, so könnte man zu dem Schluss gelangen, dass kaum noch ein Vitaminspender existiert, der bei einer HIT nicht gemieden werden sollte. Doch dies ist nicht der Fall. Die genannten Sorten stehen lediglich im Verdacht, bei HIT Beschwerden auszulösen. Dies bedeutet nicht, dass es auch tatsächlich bei jedem Betroffenen der Fall ist.

Histamingehalt von Gemüse

Lebensmittel	mg Histamin/kg
Auberginen	26
Avocado	23
Sauerkraut	60–200
Spinat	2–38
Tomaten	11–22
Tomatenketchup	119

Nur auf wenige Sorten langfristig verzichten
Aufgrund ihrer unzweifelhaften Wirkungen sind folgende Sorten besonders relevant: Sauerkraut, Spinat, Tomaten (-mark), Erdbeeren, Walnüsse und Bananen. Doch auch für sie gilt genauso wie für alle anderen Sorten: Das Austesten der persönlichen Erfahrungen mit diesen Lebensmitteln sollte spätestens nach einer vierwöchigen Diät erfolgen.

Ein lebenslanger Verzicht auf diese nährstoffreichen Speisen ist nur sinnvoll, wenn durch Austesten zweifelsfrei bewiesen ist, dass sie mehr Schaden verursachen als Nutzen stiften. Alle anderen Obst- und Gemüsesorten werden von der überwiegenden Mehrzahl der Betroffenen gut vertragen und sollten auch regelmäßig auf dem Speiseplan stehen.

Warum ist Essig schlecht verträglich?

Die Histaminkonzentration von Essig ist mit 0,1–4 mg/l vergleichsweise gering, noch dazu verwendet man von Essig meist nur geringe Mengen. Dennoch geben 2 % der HIT-Betroffenen Essig als Auslöser für HIT-Beschwerden an. Eine Erklärung ist, dass der hohe Säuregehalt darm-sensiblen Personen Probleme bereitet. Es ist aber auch bekannt, dass Essig als Histaminliberator wirkt. Ob es noch weitere Mechanismen gibt, die seine schlechte Verträglichkeit erklären, ist bislang nicht bekannt. Es wäre aber vorstellbar, dass er ähnlich vielfältige, negative Eigenschaften wie Alkohol, insbesondere Wein, besitzt. Dieser enthält meist gar nicht mal so viel Histamin, enthält aber viele andere Substanzen, die letztlich zu den bekannten massiven HIT-Beschwerden führt.

Schokolade wird meist schlecht vertragen

Ein Fertigprodukt, dessen Verzehr bei vielen Menschen zu Beschwerden – insbesondere Migräne – führen kann, ist die Schokolade. Zwar enthält sie nur mäßige Mengen an Histamin, ist dafür aber reich an anderen biogenen Aminen und wird erfahrungsgemäß bei HIT schlecht vertragen. Insbesondere das biogene Amin Tyramin findet sich in jeder Schokolade. Tyramin entsteht durch den Abbau von Eiweißen beim Fermentationsprozess der Kakaobohnen. Der Verzehr größerer Mengen an Tyramin kann zu allergieähnlichen Beschwerden führen, den Blutdruck und den Blutzucker erhöhen und Migräne auslösen.

Im Gegensatz zur landläufigen Meinung enthält Schokolade übrigens kein Serotonin. Der Verzehr der zuckerhaltigen Schokolade begünstigt nur die körpereigene Produktion der als Glücksbringerhormone bezeichneten Substanzen Serotonin und Endorphin. Dies allerdings nur in verschwindend geringem Maße. Der »Suchteffekt«, der Schokolade auf viele Menschen ausübt, basiert in Wirklichkeit auf der unheilvollen Kombination von Zucker und Fett, aus denen Schokolade zu über 80 Prozent besteht.

Fast Food und Fertiggerichte

Unsere schnelllebige Zeit bringt es mit sich, dass man mehr oder weniger häufig bis regelmäßig auch auf industriell gefertigte Lebensmittel zurückgreift.

Geschmacksverstärker

Der Geschmacksverstärker Glutamat, der in vielen asiatischen Gerichten, aber auch in Fertigsuppen, Saucen und Gewürzmischungen enthalten ist, hemmt – neben anderen unerwünschten Wirkungen – die DAO. Da vor allem asiatisches Essen oft große Mengen an Glutamat enthält, werden die möglichen Symptome nach dem Verzehr, wie plötzliche Gesichtsrötung (Flush), Juckreiz im Rachen, Kopfschmerzen u. a., auch als »China-Restaurant-Syndrom« bezeichnet. Finden Sie eine der E-Nummern 620–625 auf der Zutatenliste eines Lebensmittels, weist das auf einen Glutamatzusatz hin.

Ernährungsfachleute streiten seit Jahrzehnten über die Vor- und Nachteile dieser modernen Errungenschaft. Die Vorteile, die sich aus der Bequemlichkeit und der Zeitersparnis bei der Zubereitung ergeben, liegen dabei klar auf der Hand. Über den ernährungsphysiologischen Nutzen von Fast Food soll an dieser Stelle kein Urteil gefällt werden.

Bitte bei Fast Food und Fertiggerichten beachten

- Meiden Sie alle Arten von Fleisch-, Wurst- und Fischkonserven sowie Fertigmenüs mit tierischen Bestandteilen.
- Verwenden Sie bei industriell gefertigten Speisen nach Möglichkeit ausschließlich Tiefkühlware.
- Verzichten Sie in Kantinen auf Saucen und leicht verderbliche Fleischwaren.
- Meiden Sie Fast-Food-Produkte aus Imbissbuden bzw. -ketten.
- Meiden Sie an Imbissbuden warm gehaltene gebratene Fleisch- und Geflügelwaren wie Bratwurst (Currywurst), Schaschlik oder Brathähnchen.

Für Menschen mit HIT stellt sich eher die Frage nach der Verträglichkeit solcher Speisen im Hinblick auf deren Histamingehalt. Und die kann sehr unterschiedlich ausfallen.

Positivbeispiel Fischstäbchen

Das Konservieren tierischer Lebensmittel stellt die Industrie vor eine besondere Herausforderung. Es gilt, die Haltbarkeit einer Ware zu maximieren und die Entstehung von Histamin so lange wie nur möglich zu unterbinden. Dass dies gelingen kann, zeigt das Beispiel von tiefgefrorenen Fischstäbchen. Diese werden auf dem schnellsten Wege verarbeitet und tiefgefroren. Auf diese Weise kann sich kein nennenswerter Histamingehalt bilden und das Endprodukt ist auch für Menschen mit HIT oft gut verträglich.

Voraussetzung hierfür ist natürlich eine gewissenhafte und durchdachte Produktionskette mit konsequenter Kühlung und exzellenten hygienischen Bedingungen.

Negativbeispiel Thunfischkonserven

Ein anderes Beispiel zeigt die Kehrseite der industriellen Verarbeitung: Die Bedingungen bei der Herstellung von Thunfischkonserven sind zum Beispiel nicht immer so optimal. Thunfisch wird in warmen Gewässern gefangen. Vom Fang bis zur Kühlung können einige Stunden vergehen. Angesichts der warmen Temperaturen beginnen die Darmbakterien der Fische bereits mit ihrer Arbeit, bevor die nächste Verarbeitungsstufe erreicht ist. Die Fischkonserven werden außerdem nicht gekühlt, sodass sich während ihrer Lagerung exorbitante Histamingehalte entwickeln können. Stehen die Konservendosen dann auch noch ein bis zwei Tage geöffnet in der Küche, wie dies in Kantinen und Restaurants durchaus üblich ist, so ist die Grenze des Verträglichen bei Weitem überschritten.

Nur tiefgefrorene Fertigprodukte verwenden

Die beiden Beispiele stellen hinsichtlich Fertigung und Lagerung sicherlich zwei gegensätzliche Extreme dar. Man sollte sicherheitshalber auf Produkte wie Hackfleisch- oder Rouladenzubereitungen in Konserven, Fertigmenüs für die Mikrowelle oder das Wasserbad, Würstchen im Glas, Suppen und Saucen mit Fleisch- oder Speckbeilage, Frikadellen aus dem Kühlregal und dergleichen mehr verzichten.

Verzichten Sie bei HIT am besten auf alle industriell verarbeiteten, tierischen Lebensmittel, die eine lange Haltbarkeit besitzen und nicht tiefgefroren sind.

Übrigens: Der Gesetzgeber schreibt verbindliche Höchstmengen für Histamin lediglich bei Fischerzeugnissen vor. So liegen die rechtlich zugelassenen Höchstmengen (EU-Verordnung 2073/2005) je nach Gattung bei 20–40 mg Histamin pro 100 g Fisch. Diese Werte sind – auch wenn sie bei allen Erzeugnissen eingehalten werden, was fraglich ist – für Menschen mit HIT bereits im kritischen Bereich.

Hefe und Hefeextrakt

Einige HIT-Betroffene machen die Erfahrung, dass sie Brote oder Backwaren aus Hefeteig schlecht vertragen. Die frühere Annahme, dass hohe Histaminbelastungen schuld daran sein könnten, entspricht nicht mehr dem aktuellen Wissenstand. Nach Angaben der Versuchsanstalt der Hefeindustrie ist die verwendete Backhefe Saccharomyces cerevisiae nicht in der Lage, Histidin in Histamin umzuwandeln. Lediglich bakterielle Verunreinigungen könnten zur Umwandlung von Histidin in Histamin und damit zum Verderb der Hefe führen. Derartige Verunreinigungen würden jedoch aufgrund der modernen Produktionstechnologie und der Hygienestandards verhindert werden.

Das Gleiche gelte für Hefeextrakte: »Spezielle Hefestämme sowie kontaminationsarme Fermentationstechnologien und kontrollierte Aufschlussverfahren tragen dazu bei, die Sekundärbildung von Histamin weitgehend auszuschließen bzw. zu minimieren.«

Im Falle einer Unverträglichkeit von hefehaltigen Produkten scheint Histamin also keine Rolle zu spielen. Dennoch kann der Rat nur lauten: Hören Sie auch hier – im wahrsten Sinne des Wortes – auf Ihren Bauch. Stellen Sie Beschwerden nach dem

Verzehr von Hefewaren fest, verzichten Sie in Zukunft darauf oder reduzieren sie so, dass sie verträglich für Sie sind.

Vorsicht bei Essen aus Kantinen oder Imbissbuden
Ebenfalls mit Vorsicht zu genießen sind Speisen aus Großküchen, Kantinen und Imbissbuden. Die verwendeten Rohstoffe sind vielfach mit einer HIT-Diät nicht vereinbar. Dauer und Art der Lagerung sind darüber hinaus unbekannt und bisweilen nicht sehr gewissenhaft, sodass sich bei verantwortungslosem Umgang mit den Rohstoffen bedenkliche Histaminwerte entwickeln können. Gefährdete Speisen sind zum Beispiel Hackfleischgerichte wie Bolognesesaucen, Brat- oder Currywurst, sowie Gyros- und Dönerfleisch und auch Fisch aus Konserven (z. B. bei Pizza Tonno).

Pseudoallergene Auslöser
Nicht allergene Stoffe, die imstande sind, das in den Mastzellen gebundene Histamin freizusetzen, bezeichnet man als Pseudoallergene. Hierzu zählen Konservierungsstoffe, Farbstoffe, Antioxidanzien, Emulgatoren, Geschmacksverstärker, Verdickungsmittel und auch Süßstoffe. Diese Substanzen kommen vermehrt in Fertigprodukten zum Einsatz und sind bei HIT potentielle Krankmacher. Wegen der Verwendung pseudoallergener Auslöser in Fertigprodukten sollten Betroffene stets auf frische, unverarbeitete Lebensmittel zurückgreifen.

Welche Getränke sind geeignet?
Viele Fruchtsäfte und auch Traubensaft, der ja bekanntermaßen als Ausgangsstoff für die Weinherstellung dient, sind bei HIT meist verträglich. Abzuraten ist lediglich von Gemüsesäften, deren Ausgangsprodukte bei einer HIT-Diät gemieden werden sollten, wie zum Beispiel Tomaten- oder Sauerkrautsaft. Die meisten Obst- und Gemüsesäfte sind histaminfrei. Cola- und Limonadengetränke sind ebenfalls unbedenklich, wobei diese natürlich nicht als gesund zu bezeichnen sind.

Eine weitere Ausnahme bildet Kakao bzw. heiße Schokolade. Kakaoprodukte enthalten zwar nicht so viel Histamin (4,4 mg Histamin/kg), aber dafür diverse andere biogene Amine. Sie werden daher bei HIT eher schlecht vertragen. Menschen mit häufigen Verdauungsbeschwerden sollten darüber hinaus Kaffee und Schwarzen Tee meiden oder weniger davon trinken, weil das darin enthaltenen Koffein bzw. Teein die vorhandene Symptomatik verstärken können, auch ohne dass eine Wirkung seitens biogener Amine besteht.

Alkohol wird meist nur schlecht vertragen
Der Genuss alkoholischer Getränke ist der häufigste Grund für histaminbedingte Beschwerden. Allen voran ist Rotwein der häufigste Auslöser für HIT-Symptome. Wenn man sich zunächst nur den Histamingehalt von Alkoholika anschaut, ist das schwer verständlich, denn

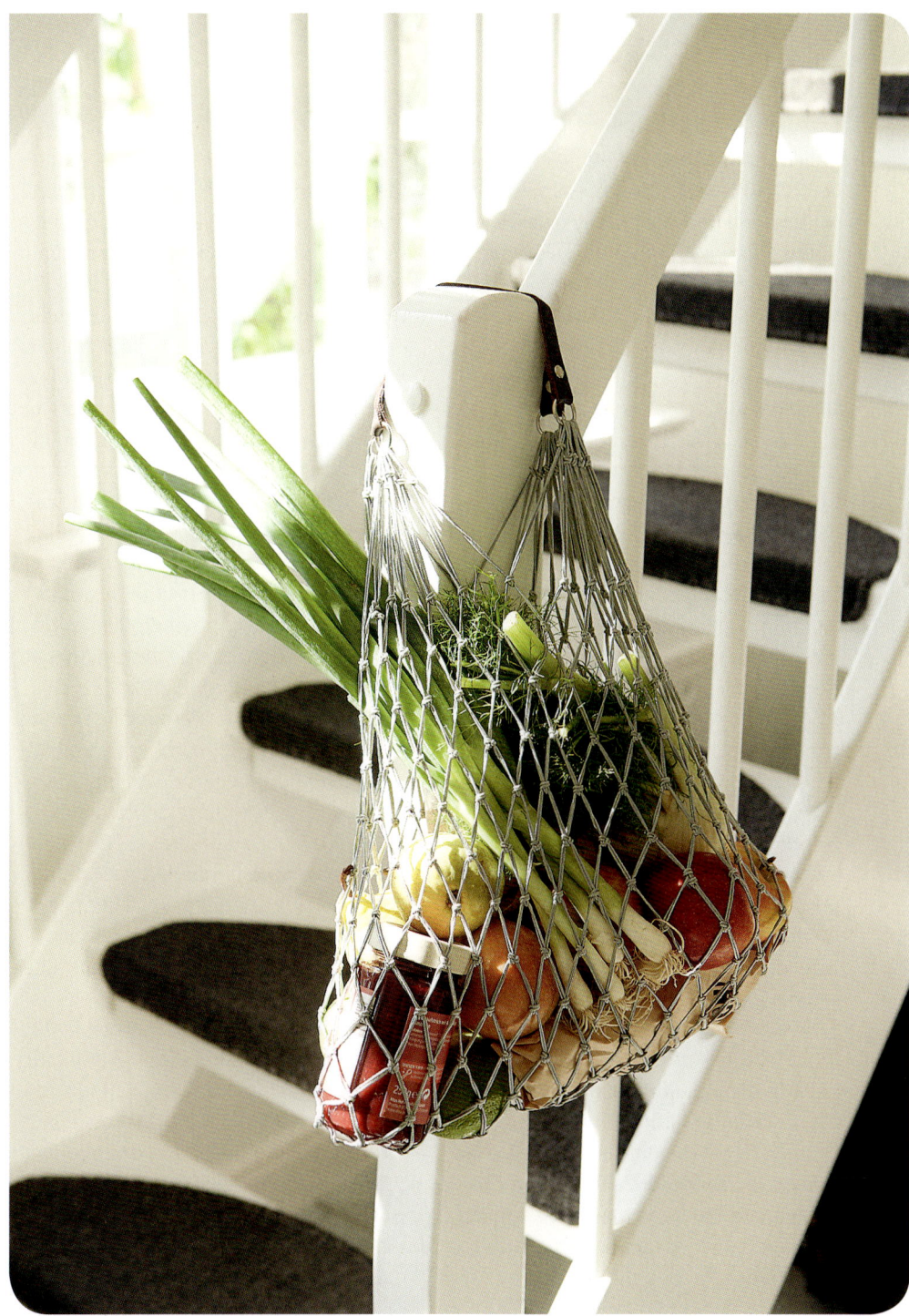

Wein beispielsweise enthält selten mehr als 10 mg Histamin/l, meistens wesentlich weniger. Im Vergleich zu den »Histaminbomben« wie Emmentaler Käse, der mit bis zu 2500 mg Histamin/kg aufwarten kann, ist das vergleichsweise wenig. Es muss also noch andere Gründe dafür geben, das Alkohol zu HIT-Beschwerden führen kann.

Alkohol kann bei der Entstehung HIT-bedingter Beschwerden eine gewichtige Rolle spielen. Da alkoholische Getränke aber als gesellschaftlich akzeptiertes Genussmittel eine große Bedeutung haben, wäre es falsch, den Genuss bei HIT grundsätzlich zu verdammen. Vielmehr ist es sinnvoll, der Verträglichkeit einzelner Sorten genauer auf den Grund zu gehen.

Sechs Gründe, die gegen Alkohol bei HIT sprechen
- Der Histamingehalt des Getränks an sich kann Beschwerden hervorrufen. Als relativ histaminreich – im Vergleich zu anderen Alkoholika – gelten Rotwein, Sekt und Champagner. Ursache ist der Abbau von Eiweißstoffen durch bestimmte Bakterien im Wein. Neben dem Histamin enthalten Alkoholika zum Teil noch andere biogene Amine in etwas höheren Konzentrationen, wie Tyramin, Cadaverin und Putrescin. Diese biogenen Amine können ebenfalls diverse negative Wirkungen entfalten.
- Alkohol und auch sein Abbauprodukt Acetaldehyd sind Histaminliberatoren, verursachen also die Freisetzung des in körpereigenen Zellen gebundenen Histamins. Der Histaminspiegel im Organismus wird durch den Genuss von Alkohol also zusätzlich erhöht, weil das in den Mastzellen gebundene Histamin freigesetzt wird.
- Alkohol und auch sein Abbauprodukt Acetaldehyd blockieren die DAO: Durch das Trinken von Alkohol wird die Diaminoxidase also gehemmt. Dies wirkt sich negativ auf den Abbau des verzehrten Histamins aus. Die Umwandlung des aufgenommenen Histamins wird unterbunden und die Entstehung von Beschwerden begünstigt.
- Alkohol erhöht die Permeabilität, also die Durchlässigkeit der Darmwand. Die Resorption (Aufnahme) des im Getränk oder in gleichzeitig verzehrten Speisen enthaltenen Histamins wird hierdurch erleichtert; Histamin und andere biogene Amine gelangen einfacher in die Blutbahn und können so ihre schädliche Wirkung an verschiedenen Organsystemen ausüben.
- Bei der Aufnahme von Nahrung in flüssiger Form tritt eine sehr viel stärkere örtliche Histaminbelastung des Dünndarms auf als bei der Aufnahme fester histaminhaltiger Nahrung, welche eine deutlich längere Passagezeit hat. Der Abbaumechanismus DAO kann dadurch vereinzelt überfordert sein mit der Folge, dass größere Histaminmengen durch die Darmwand in den Orga-

Was kann man essen – was sollte man meiden?

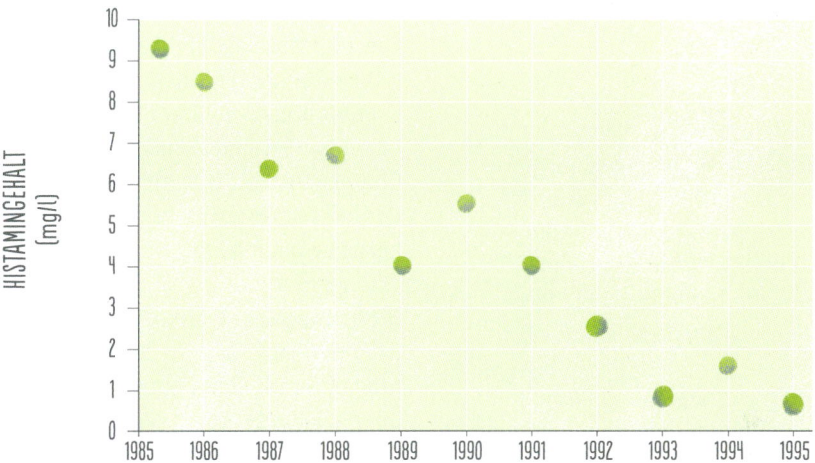

⬆ Beispiel für den Histamingehalt einer Weinsorte verschiedener Jahrgänge.

nismus übertreten können (das Innere des Verdauungstraktes wird definitionsgemäß nicht dem Organismus, sondern der Außenwelt zugerechnet).
- Alkohol besitzt genauso wie Histamin eine gefäßerweiternde Wirkung. Er unterstützt somit verschiedene Symptome einer Histaminüberbelastung wie das Erröten und den Blutdruckabfall.

Auf Rotwein sollten Sie verzichten

Aufgrund der vielfältigen Wirkungsweise kann es einem passieren, dass selbst geringe Mengen von Wein, insbesondere Rotwein, Beschwerden wie einen Migräneanfall, Asthma oder Magen-Darm-Verstimmungen hervorrufen. Wer trotzdem nicht auf seinen Lieblingswein verzichten möchte, sollte darauf achten, nur kleine Mengen zu konsumieren, am besten gleichzeitig mit festen Nahrungsmitteln, die aber keinesfalls ihrerseits einen höheren Histamingehalt aufweisen sollten.

Der Histamingehalt eines Weines hängt von verschiedenen Faktoren ab. Histamin entsteht durch den Abbau von Eiweißstoffen durch bestimmte Bakterien. Dabei begünstigt der geringe Säuregehalt von Rotweinen aus warmen Anbaugebieten die Bildung von Histamin. Saure Weißweine hingegen unterbinden die Entstehung großer Histaminmengen. Außerdem ist Histamin ein Nebenprodukt der malolaktischen Gärung. Bei diesem Vorgang wird Säure biologisch, vor allem bei höheren Umgebungstemperaturen, unkontrolliert abgebaut; er tritt deshalb vorwiegend bei Weinen aus südlichen Ländern auf. Ein zu hoher Histamingehalt kann mithilfe des Klärmittels Bentonit gesenkt werden. Diesen Vorgang nennt man Schönung.

Bitte bei Alkoholika beachten

- Meiden Sie Wein, insbesondere Rotwein, Sekt und Champagner oder konsumieren Sie diese Sorten nur in geringsten Mengen.
- Ziehen Sie Biersorten wie Pils und Lagerbier den obergärigen Sorten wie Weizenbier und Alt vor.
- Trinken Sie Alkoholika stets nur in geringen Mengen und nicht auf leeren Magen.
- Konsumieren Sie alkoholische Getränke nicht gemeinsam mit histaminreichen Speisen.
- Bevorzugen Sie klare Spirituosen, nicht trübe oder gefärbte Sorten.

Genaue Angaben über die Eignung bestimmter Sorten bei Histamin-Intoleranz kann man aufgrund der Unwägbarkeit der beteiligten Faktoren nicht treffen. Als Faustregel gilt aber, dass Rotwein mehr Histamin aufweist als Weißwein und dass Wein aus warmen, südlichen Regionen histaminreicher ist als Wein aus kühleren Anbaugebieten. Tendenziell am ehesten geeignet scheint daher ein säurebetonter Weißwein aus kühlen Regionen, wie beispielsweise der Riesling aus der Pfalz oder Rheinhessen oder ein Grüner Veltliner.

Sekt

Für Sekt und Champagner gelten dieselben Ratschläge wie für den Wein. Rote Sorten sind stärker histaminbelastet als weiße, und ausgerechnet der teure Champagner kann in Abhängigkeit von der konsumierten Menge ein Gesundheitsrisiko darstellen.

Bier: Ein Pils wird oft besser vertragen als ein Bier

Man unterscheidet beim Bier grob in ober- und untergärige Sorten. Die Bezeichnung »obergärige Sorten« für Weizenbier, Alt oder Kölsch kommt ursprünglich daher, dass die zur Gärung verwendete Hefe während des Gärprozesses nach oben stieg. Bei modernen Herstellungsverfahren allerdings fällt sie, wie dies bei untergärigen Sorten der Fall ist, nach unten auf den Boden des Gärkessels. Obergärige Sorten enthalten im Gegensatz zu untergärigen teils erhebliche Mengen an Hefe. Außerdem enthalten obergärige Biersorten vergleichsweise mehr Histamin als untergärige. Dies sind mögliche Gründe dafür, dass untergärige Sorten wie Pils, Export und Bockbier bei Histamin-Intoleranz besser verträglich sind.

Wie bei allen anderen Alkoholika gilt auch beim Bier: Je geringer die konsumierte Menge, umso geringer die Wahrscheinlichkeit, dass nach dem Genuss Beschwerden auftreten. Übrigens enthalten auch alkoholfreie Sorten Histamin, jedoch entfallen bei ihnen die alkoholbedingten Nebenwirkungen. Für alle Alkoholika gilt, dass sie zu einer Mahlzeit besser vertragen werden als auf leeren Magen. Außerdem sollte man nach Möglichkeit zeitgleich keine histaminreichen Speisen zu sich nehmen, da deren biogene Amine durch die spezifischen Wirkungen des Alkohols auf den Dünndarm bedeutend schlechter vertragen werden.

Ein klarer Schnaps verursacht seltener HIT-Beschwerden
Für Spirituosen liegen keine genauen Messdaten vor. Allerdings ist aus der klinischen Praxis bekannt, dass diese Alkoholika eher selten als Auslöser von Beschwerden benannt werden. Dies könnte allerdings auch mit den üblicherweise kleineren Trinkmengen zusammenhängen. Es gilt jedoch die Faustregel, dass klare Sorten meist besser vertragen werden als trübe bzw. gefärbte Spirituosen. Allerdings sollten auch sie nur in kleinen Mengen und am besten verdünnt oder nach einer Mahlzeit genossen werden.

Reines Wasser löscht den Durst und ist bekömmlich.

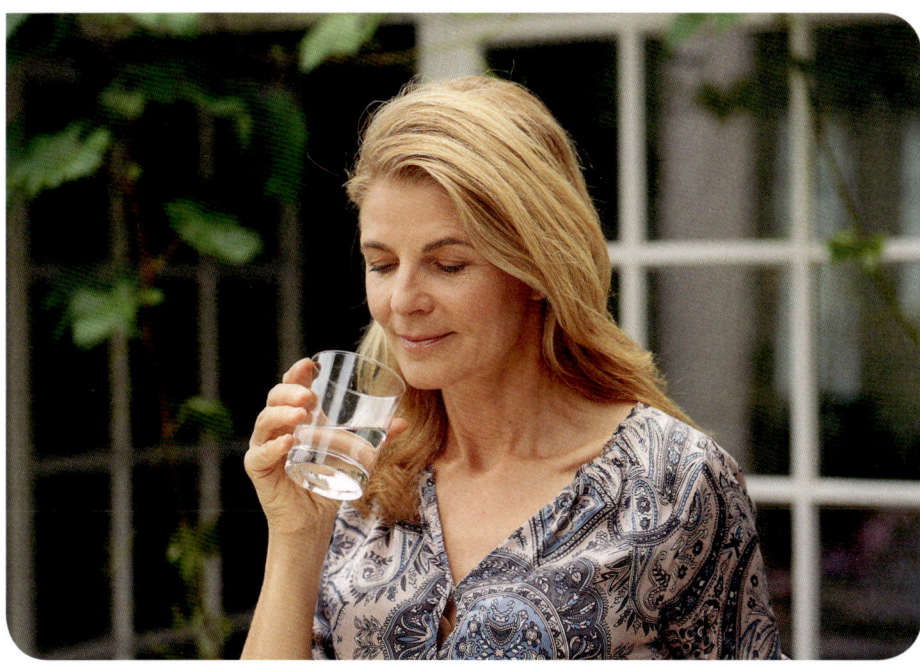

Geeignete und weniger geeignete Lebensmittel

In dieser Übersicht finden Sie die wichtigsten Lebensmittel aufgeführt, die bei einer HIT eher geeignet bzw. ungeeignet sind, sowie die Begründung für die mangelhafte Eignung.

Diese Liste soll Ihnen die nötige Ernährungsumstellung bei einer HIT erleichtern. Wenn sich Ihre Lieblingsspeisen in der mittleren Spalte befinden, sollten Sie spätestens nach der Eliminationsdiät austesten, ob Sie dennoch geringe Mengen davon vertragen. Schränken Sie sich also nicht unnötig ein.

geeignete Lebensmittel	weniger geeignete Lebensmittel	Begründung
Fleisch und Wurstwaren		
Fleischwaren (alle Sorten, frisch, unbehandelt), Geflügel (alle Sorten, frisch, unbehandelt), Tiefkühlfleisch (alle Sorten, unbehandelt), Hackfleisch aus der Eigenproduktion, Schnittwurst (frisch)	Hack und Mett von der Theke, wieder aufgewärmtes Fleisch, geräucherte Sorten, gepökelte Sorten, luftgetrocknete Sorten, Streichwurst, Fleischkonserven, Wurstkonserven, Bratwurst, Fleischwaren (weiterverarbeitet), Formfleisch, Fleischsalat, Brathähnchen	Frisches Fleisch oder sofort nach der Schlachtung tiefgefrorenes Fleisch enthält kein oder nur wenig Histamin, erst im Zuge einer Lagerung und/oder Weiterverarbeitung werden durch Bakterien Histamin und weitere biogene Amine gebildet (die nach dem Verzehr den Histaminabbau verzögern können oder selbst unerwünschte Wirkungen haben).
	Leber und alle daraus hergestellten Wurstwaren	In der Leber eines Tieres wird Histamin abgebaut, daher kann dieses Lebensmittel mit einer sehr hohen Histaminkonzentration belastet sein und sollte bei HIT nicht verzehrt werden.

geeignete Lebensmittel	weniger geeignete Lebensmittel	Begründung
Fisch und Meeresfrüchte		
Fisch und Meeresfrüchte (fangfrisch) Fischstäbchen (tiefgekühlt)	nicht fangfrischer Fisch bzw. nach dem Fang nicht ununterbrochen tiefgekühlter Fisch (das Gleiche gilt für Meeresfrüchte)	Fangfrischer Fisch ist nahezu histaminfrei; allerdings enthält Fisch sehr viel Histidin, das bei Luftzufuhr und Wärme rasch in Histamin umgewandelt wird.
	Fischkonserven geräucherte Sorten getrocknete Sorten gesalzene Sorten	Bei allen weiterverarbeiten und/oder lange gelagerten Fischprodukten ist das natürlich vorhandene Histidin in Histamin umgewandelt, damit sind diese Produkte für den Verzehr bei HIT ungeeignet.
	marinierte Sorten Fischmarinade	Zu dem oben Gesagten kommt die Histaminbelastung durch den Histaminliberator Essig hinzu.
	Thunfisch weitere Fischsorten aus warmen Gewässern	Thunfisch und weitere Fischsorten aus warmen Gewässern sind auch in unverarbeiteter Form nicht geeignet, da die Kühlung meist nicht direkt nach dem Fang einsetzen kann.
Käse und Milchprodukte		
Butter Frischkäse Quark Joghurt Rahm pasteurisierte Milch Buttermilch Sahne		Milchprodukte neigen bei Kontakt mit der Luft zu raschem Verderb. Daher sollten geöffnete Fertigpackungen direkt verzehrt bzw. zur Lagerung luftdicht verschlossen werden.
junge Käsesorten (Butterkäse, junger Gouda, Holländer Käse)	alte Käsesorten (Emmentaler, Parmesan, alter Gouda)	Durch die an der Käsereifung beteiligten Bakterien wird aus dem natürlich vorhandenen Histidin Histamin, auch hier gilt also: je länger die Lagerung und Reifung, desto höher der Histamingehalt.

geeignete Lebensmittel	weniger geeignete Lebensmittel	Begründung
	alle Rohmilchprodukte	Durch die Keimbelastung der unbehandelten Milch entstehen binnen kurzer Zeit hohe Histaminbelastungen.
	alle Milchersatzprodukte aus Sojabohnen: Sojamilch, Sojamehl, Tofu etc.	Sojaprodukte enthalten hohe Konzentrationen anderer biogener Amine, die den Histaminabbau nach dem Verzehr verzögern oder selbst histaminähnliche Wirkungen entfalten.

Obst

Apfel Heidelbeeren Johannisbeeren Kirschen Melone Nektarinen Paprika Pfirsiche Stachelbeeren Weintrauben und alle weiteren Sorten, die rechts nicht genannt sind	Himbeeren Kiwi Papaya Pflaumen Orange Ananas Bananen Birne Erdbeeren Grapefruit	Die in der mittleren Spalte genannten, ungeeigneten Obstsorten wirken als Histaminliberatoren und/oder enthalten hohe Konzentrationen anderer biogener Amine, die den Histaminabbau nach dem Verzehr verzögern oder selbst histaminähnliche Wirkungen entfalten.

Gemüse und Pilze

Blumenkohl Brokkoli Champignons Gurke (frisch) Kartoffeln Kohl (alle Sorten) Kohlrabi Kürbis Mais Möhren Porree (Lauch) Rettich Rhabarber Rosenkohl	Aubergine Avocado Hülsenfrüchte (Bohnen, Erbsen) Morcheln Sauerkraut Soja und Sojaspeisen Spinat Steinpilze Tomate und alle Tomatenprodukte marinierte Sorten (z. B. Essiggurken, Mixed Pickles) und milchsauer eingelegtes Gemüse	Die in der mittleren Spalte genannten, ungeeigneten Gemüsesorten wirken als Histaminliberatoren und/oder enthalten hohe Konzentrationen anderer biogener Amine, die den Histaminabbau nach dem Verzehr verzögern oder selbst histaminähnliche Wirkungen entfalten.

geeignete Lebensmittel	weniger geeignete Lebensmittel	Begründung
Rote Bete Rotkohl Salat (alle Sorten) Sellerie Zucchini Zwiebeln und alle weiteren Sorten, die rechts nicht genannt sind		

Nüsse

Nüsse enthalten wichtige Inhaltsstoffe in geballter Form, daher sollten Sie spätestens nach der Eliminationsdiät individuell austesten, ob Sie geringe Mengen vertragen	Nüsse, insbesondere Cashewnüsse und Walnüsse, sollten nicht in größeren Mengen verzehrt werden.	Nüsse enthalten hohe Konzentrationen anderer biogener Amine, die den Histaminabbau nach dem Verzehr verzögern oder selbst histaminähnliche Wirkungen entfalten.

Fast Food, Fertiggerichte, Saucen

	fast alle Fast-Food-Gerichte (Burger, Currywurst, Döner etc.) Fertiggerichte Pizza Sauce bolognese	Bei unsachgemäßer Lagerung wird das Histidin im Fleisch in Histamin umgewandelt. Fast Food und Fertigspeisen enthalten meist eine Reihe von Zusatzstoffen, von denen einige bei HIT nicht geeignet sind (z. B. Glutamat).
	Essig, Essigdressings Fertigsaucen mit Tomatenmark oder Essig Tomatenketchup und -mark	Tomaten und Essig wirken als Histaminliberatoren.

Getränke

Wasser Fruchtsaft/-nektar (Orange, Apfel, Trauben etc.) Limonadengetränke und Cola Tee (alle Sorten außer schwarzer Tee)	Alkoholika Kakao/heiße Schokolade Kaffee (Eignung austesten) schwarzer Tee (Eignung austesten)	Prinzipiell sind alkoholische Getränke bei HIT mit Vorsicht zu genießen. Kakao enthält biogene Amine, welche u. U. schlecht verträglich sind. Kaffee und schwarzer Tee sind histaminfrei, müssen aber wegen ihres Koffeingehalts individuell ausgetestet werden.

Ernährung bei Mehrfachintoleranzen

Bei der häufigen Kombination HIT plus Laktose-Intoleranz sowie HIT plus Fructose-Intoleranz fällt die Zusammenstellung des Speisplans oft nicht leicht. Hier einige Tipps.

Bei Mehrfachunverträglichkeiten werden die Möglichkeiten der medikamentösen Behandlung noch wichtiger; wenn man eine Intoleranz relativ gut mit einem Präparat in den Griff bekommt, sind die Einschränkungen im Speiseplan nicht mehr ganz so einschneidend. Denn Sie wollen und sollten sich ja auch weiterhin möglichst abwechslungsreich ernähren. Wenn der Darm aufgrund der Ernährungsumstellung und/oder der Medikamenteneinnahme gesundet, steigt erfahrungsgemäß auch wieder die Verträglichkeit von Nahrungsmitteln, die zuvor Beschwerden verursachten. Es lohnt sich also in jedem Falle, nach der Eliminationsphase, in der unverträgliche Nahrungsmittel konsequent gemieden werden sollten, zuvor unverträglich Speisen vorsichtig und schrittweise auszutesten.

Zusätzliche Laktose-Intoleranz

Viele Menschen mit HIT leiden zusätzlich an einer Laktose-Intoleranz (LI) und vertragen daher keinen Milchzucker (= Laktose). Hier finden Sie Tipps zu der Frage, welche Speisen und Getränke dennoch für eine gesunde Ernährung geeignet sind, und welche Sie konsequent meiden sollten.

Milch und Milchprodukte

Hier gibt es natürlich Einschränkungen, wenn man weder Histamin noch Laktose verträgt. Nahezu sämtliche Milchprodukte enthalten naturgemäß Milchzucker. Und ausgerechnet Hartkäse, welcher nur geringe Mengen an Laktose enthält,

stellt bei der Histamin-Intoleranz ein Problem dar. Dennoch sind einige Milchprodukte auch bei HIT plus LI verträglich. Testen Sie vorsichtig aus, welche Milchprodukte für Sie am verträglichsten sind.
- An erster Stelle müssen Sauermilchprodukte, insbesondere Joghurt, genannt werden. Die außergewöhnlich gute Verträglichkeit von Sauermilchprodukten bei LI beruht hauptsächlich auf dem Effekt, dass die Laktose teilweise durch die Wirkung von Milchsäurebakterien abgebaut wird. Auch Speisequark wird bei LI meist gut vertragen, Buttermilch hingegen nicht. Der Histamingehalt aller genannten Produkte ist unbedenklich, solange die Milchprodukte frisch sind und sachgemäß gelagert wurden.
- Generell gilt für alle Milchwaren, also auch für Sauermilchprodukte, dass sie umso besser von LI-Betroffenen vertragen werden, je höher ihr Fettgehalt ist.
- Wenn Sie auf der sicheren Seite sein wollen, greifen Sie zu laktosefreien Produkten und achten – aufgrund der möglichen Histaminentwicklung – auf ausreichende Kühlung und ein raschen Verbrauch.
- Oder Sie erhöhen die Verträglichkeit des Milchzuckers in Milch, Joghurt, Quark etc. mittels Lactase-Kapseln, die sie vor dem Verzehr einnehmen. Hier spielen Erfahrungswerte eine wesentliche Rolle: Hinsichtlich des Lactase-Gehaltes und der erforderlichen Dosierung lassen sich keine Empfehlungen geben.
- Auf Rohmilchprodukte und alte, also lange gereifte Käsesorten sollten Sie aufgrund des möglichen hohen Histamingehalts verzichten. Unter Umständen verträglich sind frische Hartkäsesorten wie junger Holländer.

Obst und Gemüse

Bei diesen gesunden Vitaminspendern gibt es hinsichtlich einer Laktose-Intoleranz keinerlei Einschränkungen, sie sind völlig laktosefrei. Dass einige Obst- und Gemüsesorten als Histaminliberatoren wirken, wurde bereits beschrieben; ebenso dass andere zwar kaum Histamin, aber dafür andere biogene Amine enthalten, die sich bei einer HIT negativ auswirken können.

Als unbedenklich bei HIT plus LI werden u. a. folgende Obstsorten angesehen: Apfel, Heidelbeeren, Johannisbeeren, Kirschen, Melone, Nektarinen, Paprika, Pfirsiche, Stachelbeeren, Weintrauben.

Beim Gemüse werden als unbedenklich angesehen:
Blumenkohl, Brokkoli, Champignons, Gurke (frisch), Kartoffeln, Kohl (alle Sorten), Kohlrabi, Kürbis, Mais, Möhren, Porree, Rettich, Rhabarber, Rosenkohl, Rote Bete, Rotkohl, Salat (alle Sorten), Sellerie, Zucchini, Zwiebeln. Beachten Sie aber bitte, dass viele Kohlsorten oder auch Zwiebeln stark blähend wirken kön-

nen und daher u. U. eher ungeeignet sind, obwohl sie weder Laktose noch Histamin enthalten.

Brot und Backwaren

Frisches Brot und Brötchen vom Bäcker sind meistens laktosefrei – fragen Sie aber sicherheitshalber nach. Abgepackte Ware enthält dagegen häufig Laktosezusätze; das gilt nicht nur für Brot, sondern auch für Kleingebäck, Kuchen, Torten, Waffeln etc.

Fleisch, Wurst und Fisch

Fleisch und Fisch sind naturgemäß laktosefrei. Bezüglich der möglichen Histaminbelastung ist Frische das A und O. Unbehandeltes frisches oder tiefgefrorenes Fleisch sollte daher verträglich sein. Fisch ist noch heikler, wenn nicht ganz klar ist, ob er tatsächlich frisch bzw. durchgängig tiefgefroren ist, da Fischfleisch sehr reich an Histidin ist, welches bakteriell rasch zu Histamin umgebaut werden kann.

Bei weiterverarbeiteten Wurstsorten lohnt sich ein Blick auf die Zutatenliste bzw. eine Nachfrage beim Metzger. Denn Wurstwaren kann durchaus Laktose zugesetzt werden. Die individuelle Verträglichkeit sollte dann ausgetestet werden. Bezüglich der möglichen Histaminentstehung gilt auch hier das Frischegebot. Am besten eignen sich bei Laktose- und Histamin-Intoleranz die wenig verarbeiteten Wurstsorten wie zum Beispiel gekochter Schinken oder Putenbrust.

Getränke

Sämtliche Milchmischgetränke, Buttermilch, Joghurtdrinks, Milchkaffee und

Bitte bei HIT plus LI beachten

- Fertig- und Halbfertiggerichte enthalten oft Laktosezusätze und sind, besonders da sie meist auch Glutamat enthalten, bei Laktose- und Histamin-Intoleranz nicht geeignet. Meiden Sie daher Tütensuppen, Fertigsoßen, Salatdressings, Klöße, Kroketten, Soßenbinder, Streuwürze und Bouillon. Helle Soßen und Suppen sind meist auch sehr laktosehaltig.
- Achten Sie beim Blick auf die Zutatenliste besonders auf die Bezeichnungen Vollmilch-, Magermilch- und Molkenpulver sowie Molke und Molkenerzeugnisse, da diese Zutaten viel Laktose enthalten.
- Leiden Sie unter Laktose- und Histamin-Intoleranz, so sollten Sie besonders großen Wert auf frische und unverarbeitete Lebensmittel legen.

Kakao sind bei einer Laktose-Intoleranz tabu. Es sei denn, Sie greifen auf speziell laktosefreie Produkte zurück. Für alle weiteren Getränke gelten die Hinweise, die Sie in Zusammenhang mit der Histamin-Intoleranz bereits kennen.

Zusätzliche Fructose-Intoleranz

Liegt zusätzlich zur HIT eine Fructose-Intoleranz (FI) vor, so schränkt dies den Speiseplan ebenfalls entsprechend ein. Im folgenden Abschnitt lesen Sie, welche Auswirkungen dies im Einzelnen hat.

Obst

Bei den gesunden Vitaminspendern liegen naturgemäß die meisten Einschränkungen vor. Dass einige Obstsorten als Histaminliberatoren wirken können und/oder biogene Amine enthalten, die histaminähnliche Wirkungen entfalten, wissen Sie bereits. Dass alle Obstsorten mehr oder weniger Fruchtzucker enthalten, ist ebenfalls klar. Hier gilt es also, Sorten mit einem möglichst geringen Gehalt auszuwählen. Entsprechende Listen finden Sie in Ratgeberbüchern zur Fructose-Intoleranz (siehe Service).

Doch es kommt nicht nur auf den Fructosegehalt an, wie ich am Beispiel von Äpfeln und Birnen, die bei FI häufig Probleme bereiten, verdeutlichen möchte: Äpfel und Birnen enthalten relativ viel Fructose und zusätzlich ist das Verhältnis des Fructose- zum Glucosegehalt ungünstig. Was hat es nun mit diesem Fructose-Glucose-Verhältnis auf sich? Dazu muss man wissen, dass Fructose im Dünndarm über einen Transportmechanismus aufgenommen wird, der offensichtlich durch die Anwesenheit von Glucose gefördert wird. Daher sind Früchte verträglicher, die mehr oder zumindest genauso viel Glucose wie Fructose enthalten.

Bei Äpfeln und Birnen, die viel Fructose und wenig Glucose enthalten, kommt der Aufnahmemechanismus vieler FI-Betroffener also rasch an seine Grenzen, sodass schon geringe Verzehrmengen Beschwerden auslösen. Die Verträglichkeit erhöht sich, wenn man diese Obstsorten mit Traubenzucker (Glucose) bestreut. Allerdings gibt es natürlich auch hier Grenzen; durch den Traubenzucker steigt der Kaloriengehalt entsprechend an und auch der Blutzuckerspiegel schnellt in die Höhe.

Bei sehr fructosereichen Lebensmitteln spielt dieses Fructose-Glucose-Verhältnis ohnehin eine untergeordnete Rolle; Rosinen beispielsweise enthalten gleich viel Glucose und Fructose, aber in solchen Mengen – jewails 32 g/100 g –, dass der Transportmechanismus in Nullkommanichts überlastet ist. Rosinen sollten Sie also komplett von Ihrem Speiseplan streichen. Viele FI-Betroffene bekommen auch bereits Probleme nach dem Verzehr von Weintrauben; diese enthalten rund 7 g Fructose/100 g und 7 g Glucose/100 g. Die beliebte Kombination von Käse mit Weintrauben, am besten noch mit einem Rotwein dazu, ist also ein Garant für Beschwerden. Und jetzt wissen Sie auch, warum das so ist.

Gemüse

Die meisten Gemüsesorten enthalten ebenfalls Fruchtzucker, allerdings in wesentlich geringeren Mengen als Obst, sodass die meisten FI-Betroffenen Gemüse in den üblichen Portionen durchaus vertragen, z. B. Möhren, Brokkoli, Champignons. Wobei man leider auch hier wieder einige Einschränkungen machen muss, denn vor allem Kohlgemüse, Bohnen, Lauch und Linsen enthalten andere Kohlenhydrate wie Stachyose und Verbascose, die nicht verdaut werden können und damit ebenfalls zu typischen Verdauungsstörungen führen. Und wie Sie bereits wissen, wirken auch einige Gemüsesorten als Histaminliberatoren und/oder enthalten hohe Konzentrationen anderer biogener Amine, die den Histaminabbau nach dem Verzehr verzögern oder selbst histaminähnliche Wirkungen entfalten.

⬇ Möhren werden meist gut vertragen.

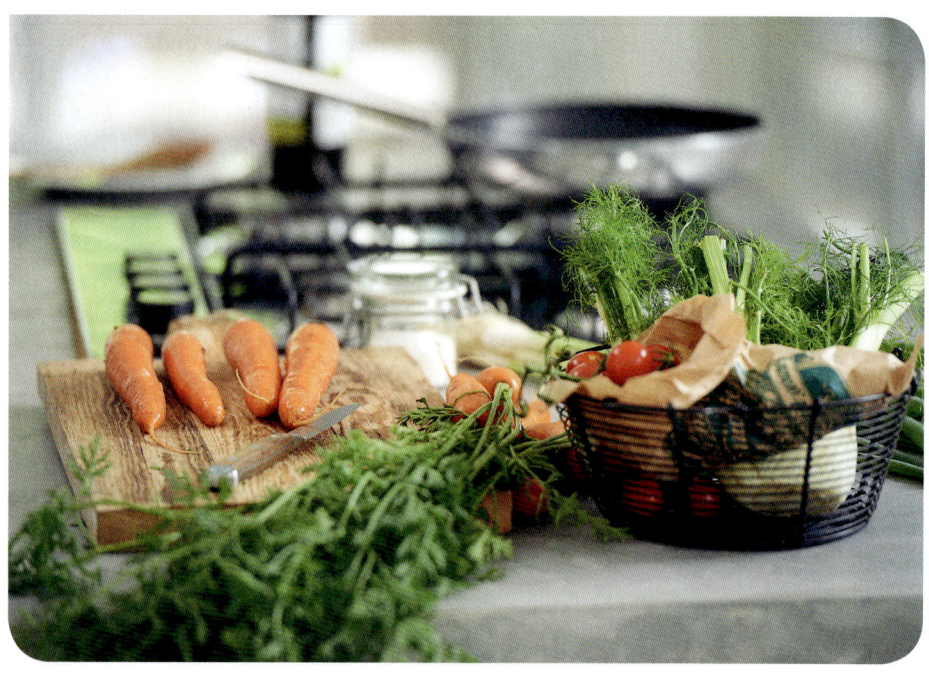

Ernährung bei Mehrfachintoleranzen

Bitte bei HIT plus FI beachten

Zusätzlich zu den oben gegebenen Empfehlungen sollten Sie bei kombinierter Unverträglichkeit von Histamin und Fruchtzucker folgende Ernährungsregeln beachten:
- Backwaren aus fructosehaltiger Fertigbackmischung, Honigkuchen und Rosinenbrot sollten gemieden werden. Im Zweifel einfach an der Ladentheke nach den Zutaten fragen!
- Wegen des hohen Fructose- und/oder Sorbitgehalts sind die viele Süßwaren wie Honig, Eis und Marmelade zu meiden. Dies gilt auch für kalorienreduzierte Produkte mit Fructose oder Zuckeraustauschstoffen, insbesondere Sorbit.
- Verzichten Sie auch auf Cola und Limonade sowie Obst- und Gemüsesäfte. Mineralwasser, Tee und Kaffee sowie stark mit Wasser verdünnte Obst- und Gemüsesäfte kommen infrage.
- Meiden Sie Fertigsaucen und -dressings, Ketchup, Mayonnaise, Marinade und Tütensuppen. Außerdem alle Diabetiker- und Diätprodukte mit Fructose oder Zuckeraustauschstoffen, insbesondere Sorbit.

Milchprodukte

Bei Milch und Milchprodukten gilt zusätzlich zu den bei HIT bekannten Einschränkungen, dass Fruchtzubereitungen (Fruchtjoghurt, Früchtequark etc.) aufgrund ihres Fructosegehaltes nicht gut verträglich sind. Menschen mit HIT und Fructose-Intoleranz sollten keinesfalls auf Milchprodukte verzichten, allerdings auf naturbelassene Produkte zurückgreifen.

Kohlenhydratreiche Lebensmittel

Nudeln, Kartoffeln, Reis und Mais gehören weiterhin auf den Speiseplan, sie stellen gewöhnlich weder bei der HIT noch bei der Fructose-Intoleranz ein Problem dar. Fructose-Intolerante sollten jedoch besonders ballaststoffreiche Kohlenhydrate wie Hirse, Haferflocken oder Dinkelvollkorn individuell auf die Verträglichkeit austesten.

Fleisch, Wurstwaren und Fisch

Hier gelten die bereits beschrieben Ernährungsregeln bei HIT. Man würde es nicht vermuten, aber auch Wurstwaren (Seite 87) wird heutzutage gelegentlich Fructose zugesetzt, schauen Sie also auf die Zutatenliste. Eingelegte Fischsorten (Seite 89) und marinierte Fleischwaren enthalten oft besonders hohe Fructosezusätze.

Die Low-FODMAP-Diät bei HIT

Wenn Sie trotz histaminarmer Kost weiterhin über Darmbeschwerden klagen, dann sollten Sie sich mit dem FODMAP-Konzept näher befassen. Es handelt sich hierbei um das dreiphasige Umstellen auf eine Ernährungsform, die arm ist an FODMAPs (**F**ermentable **O**ligosaccharides, **D**isaccharides, **M**onosaccharides and **P**olyoles). Das sind fermentierbare Mehrfach-, Zweifach- und Einfachzucker sowie Zuckeralkohole, die im Verdauungssystem zu vielfältigen Problemen führen können und auch im Falle einer Histamin-Intoleranz das Beschwerdebild beeinflussen.

Eine Studie der australischen Monash University bestätigt, dass ein Verzicht auf die genannten Zucker sowie mehrwertige Alkohole viele Symptome lindern kann, die mit dem Verdauungstrakt in Zusammenhang stehen. Besonders Reizdarm- und HIT-Patienten resorbieren diese Zucker und Alkohole im Dünndarm schlecht. Dadurch gelangen sie in größeren Mengen in den Dickdarm, wo sie von Bakterien fermentiert werden. Die dabei entstehenden Gase verursachen Blähungen und üben Druck auf den Magen aus, was zu Übelkeit und Sodbrennen führt. Außerdem entstehen kurzkettige Fettsäuren, welche die Darmperistaltik stimulieren und durchfallartige Störungen und Schmerzen verursachen. Einfließendes Gewebewasser verursacht Flüssigkeitsansammlungen im Darm, mit Durchfall und Abgeschlagenheit als Folge.

Phase 1 – FODMAPs meiden

In einer ersten, mehrwöchigen Phase wird zunächst der tägliche FODMAP-Konsum stark reduziert. Dabei verzichtet man auf Fruktane, die zum Beispiel in Weizen, Roggen oder Zwiebeln vorkommen. Außerdem sind Speisen mit Galaktanen (Bohnen, Kohlgemüse) tabu. Auch Zuckeralkohole, die als Süßungsmittel in kalorienreduzierten Lebensmitteln vorkommen, werden gemieden. Tabu sind außerdem Speisen und Getränke mit einem gewissen Anteil von Fructose, Laktose, Sorbit, Xylit, Mannit, Maltit oder Erythrit.

Der Verzicht auf Getreideprodukte wie Weizen und Roggen stellt für viele Betroffene das größte Hindernis dar. Gut verträgliche Brotwaren lassen sich jedoch auch aus Reis-, Mais- und Kartoffelmehl selber herstellen. Auch die Glutenfrei-Abteilung großer Supermärkte, Bioläden und Reformhäuser ist einen Besuch wert. Es gibt dort fertige Brote und sogar Nudeln aus den genannten, gut verträglichen Sorten, die für den Anfang oder während einer Testphase weiterhelfen.

Wegen unzureichend oder missverständlich deklarierten Zutaten müssen Fertigprodukte jeglicher Art, von der Gewürzmischung bis zur Fertigsoße, gemieden werden. Selbst Zahnpflegekaugummi ist

Lange Teigführung

Ob Brot gut vertragen wird, hängt nicht nur vom Hefegehalt und dem häufig ins Spiel gebrachten Klebereiweiß Gluten ab. Gerade die als besonders verträglich bezeichneten Urgetreide Einkorn, Emmer, Dinkel und Durum weisen im Vollkornmehl besonders viele fermentierbare Zucker und Zuckeralkohole auf, die von FODMAP-sensiblen Personen schlecht vertragen werden. Doch alte Backtechniken mit langen Gehzeiten, die sogenannte lange Teigführung, machen das Brot verträglicher.
Nach über 4-stündiger Teigbereitung waren selbst im Weizenbrot nur noch zehn Prozent der ursprünglich enthaltenen, schlecht verträglichen Zucker enthalten. Moderne Großbäckereien verwenden hingegen nur kürzeste Gehzeiten bei der maschinellen Herstellung von Backwaren. Wer sich dauerhaft FODMAP-arm ernähren möchte, wird um die Anschaffung eines Brotbackautomaten sowieso nicht umhinkommen. Mit ihm lassen sich mittels (glutenfreier) Fertigmischungen unzählige, auf Wunsch auch hefefreie Brotsorten von süß bis herzhaft mit geringem Aufwand herstellen und individuell variieren.

wegen seines Sorbitgehaltes nicht empfehlenswert. Es gilt in dieser Phase also, sich so natürlich wie möglich zu ernähren und dabei jegliche FODMAP-Quellen auszuschließen.

Phase 2 – Testphase

In der zweiten Phase, nach Eintritt einer wesentlichen Besserung, beginnt das Herantasten und Austesten einzelner Sorten. Systematisch werden alle fermentierbaren Zuckersorten und -alkohole jeweils für einige Tage wieder in den täglichen Speiseplan aufgenommen – allerdings nur, falls und soweit sie vom Verdauungssystem toleriert werden.

Ihre eigene Ernährung finden

Eine individuell angepasste Diät markiert den Beginn der dritten Phase. Viele Betroffene leben dauerhaft FODMAP-arm und stellen dabei auch eine erhöhte Toleranz gegenüber Histamin-haltigen Lebensmitteln fest. Da die Toleranz von FODMAPs und Histamin auch von Faktoren wie Stress, Infekten oder Medikamenteneinnahme abhängt, muss die FODMAP-Diät stets neu justiert werden.

Dabei lohnt es sich, einen Ernährungsexperten hinzuzuziehen, da Mangelerscheinungen durch eine einseitige Ernährung zu vermeiden sind. Dies gilt insbesondere für die Auswirkungen der FODMAP-Diät auf das menschliche Mikrobiom, also die Darmflora. Eine FODMAP-arme Kost bietet nämlich nur wenige Nährstoffe für die gesunden Darmbewohner, sodass auf Dauer mit einer Veränderung des bakteriellen Spektrums zu rechnen ist. Jüngste Studien zeigen, dass ein Aufrechterhalten der mikrobiellen Artenvielfalt im Darm bei FODMAP-armer Kost nur durch dauerhaftes Zuführen von probiotischen Präparaten (z. B. Abdigest® u. a.) möglich ist.

Leckere Rezeptideen

Die Vorschläge auf den folgenden Seiten sind nicht als Vorgabe für eine strenge Diät zu verstehen, sondern eher als Anreiz für Ihre Fantasie und Kreativität bei der Zusammenstellung histaminarmer Speisen. Falls Zutaten verwendet werden, die für Sie persönlich nicht verträglich sind, sollten Sie sie natürlich durch unbedenkliche ersetzen.

Da es hier immer wieder zu Missverständnissen und Nachfragen kommt: Die Ernährung bei einer HIT muss langfristig (also nach der Eliminationsdiät) nicht histaminfrei und frei von jeglichen anderen biogenen Aminen sein. Die meis-

❧ Verwöhnen Sie sich mit einem frischen Salat.

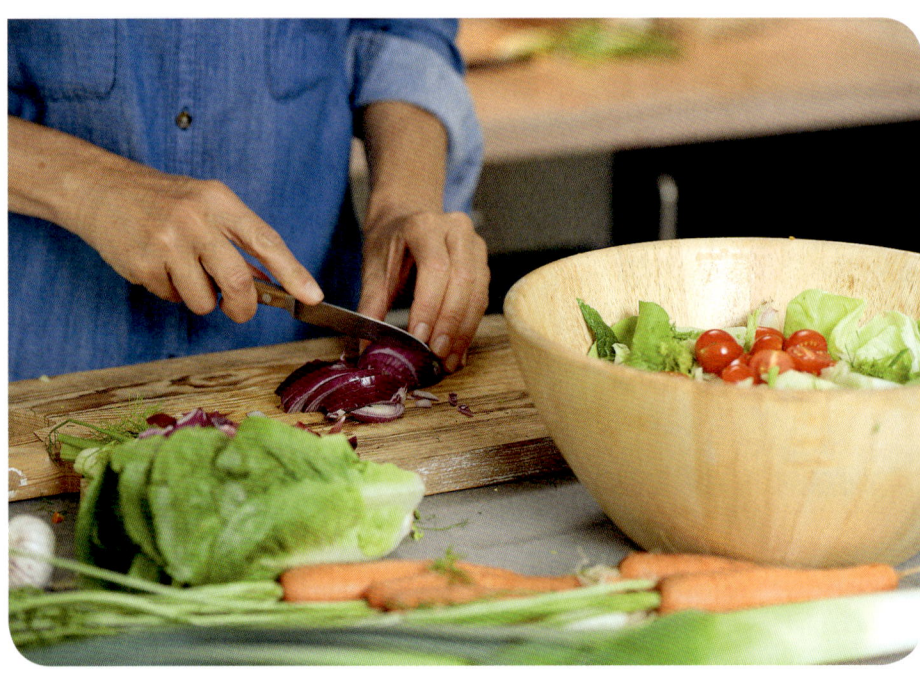

ten Betroffenen bleiben bereits mit einer histaminarmen Diät beschwerdefrei. Zusätzlich müssen ja auch noch die histaminfreisetzenden Nahrungsmittel eingeschränkt werden. Es ist nicht sinnvoll und in der Regel eben auch nicht nötig, auf alle Lebensmittel zu verzichten, die Histamin oder andere biogene Amine in geringen Mengen enthalten könnten. Lassen Sie sich nicht verrückt machen von zu vielen Verboten. Und seien Sie auch selbst nicht zu streng mit Ihren Ernährungsregeln. Wenn Sie sich zu viele Einschränkungen auferlegen, leiden sowohl Ihr Genuss als auch Ihre Gesundheit darunter; außerdem ist die Gefahr, dass Sie irgendwann die Lust verlieren und sämtliche – auch die sinnvollen – Regeln über Bord werfen, sehr groß.

Bitte beachten Sie

Verwenden Sie beim Nachkochen nach Möglichkeit stets frische Zutaten, insbesondere bei den tierischen Bestandteilen wie Fleisch und Milchprodukten. Sind Ihnen weitere Unverträglichkeiten wie zum Beispiel eine Intoleranz gegenüber Milchzucker (Laktose-Intoleranz) bekannt, so berücksichtigen Sie dies bitte bei der Zubereitung, indem Sie die Ihnen bekannten Alternativen verwenden oder auf entsprechende Zutaten völlig verzichten.

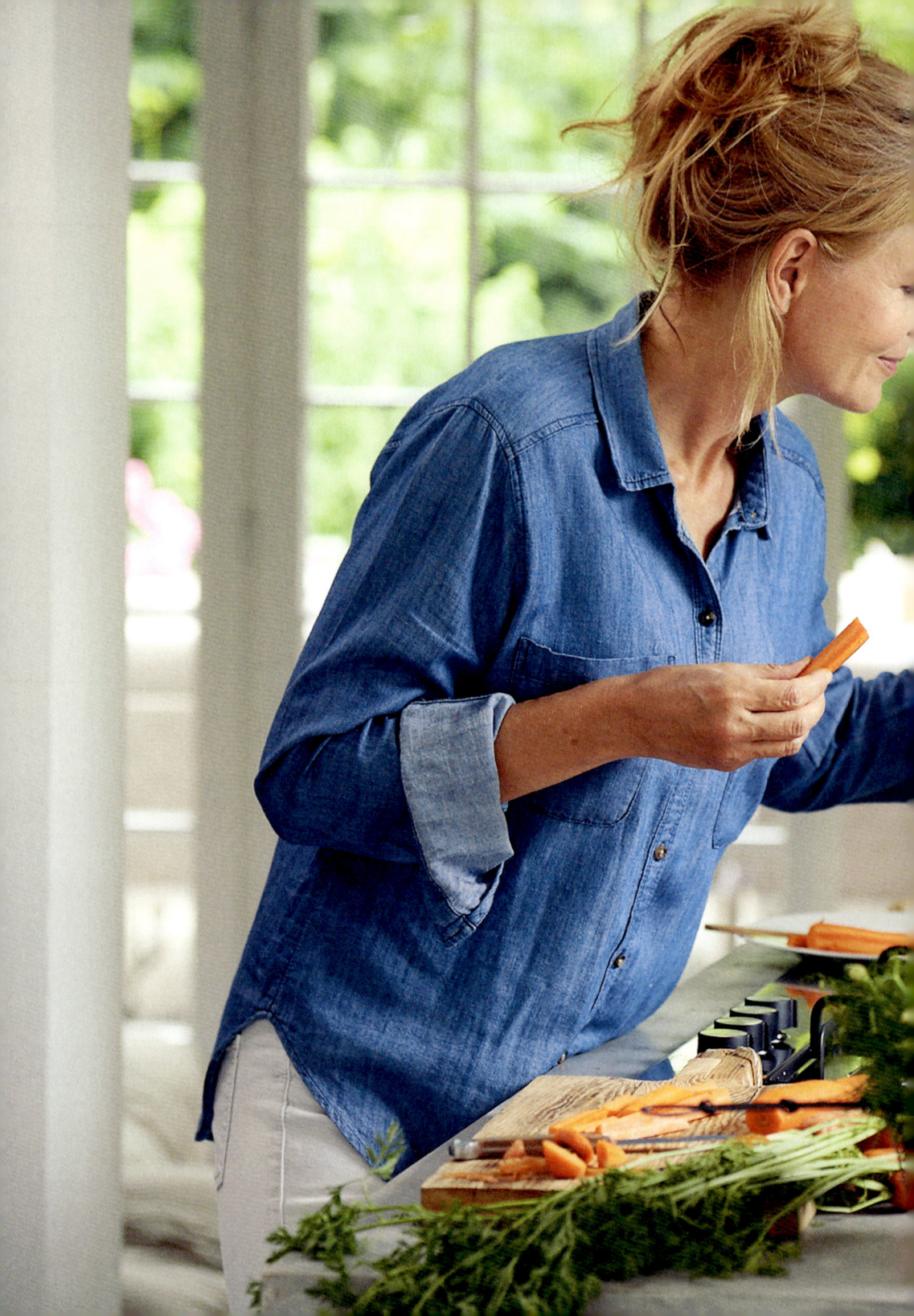

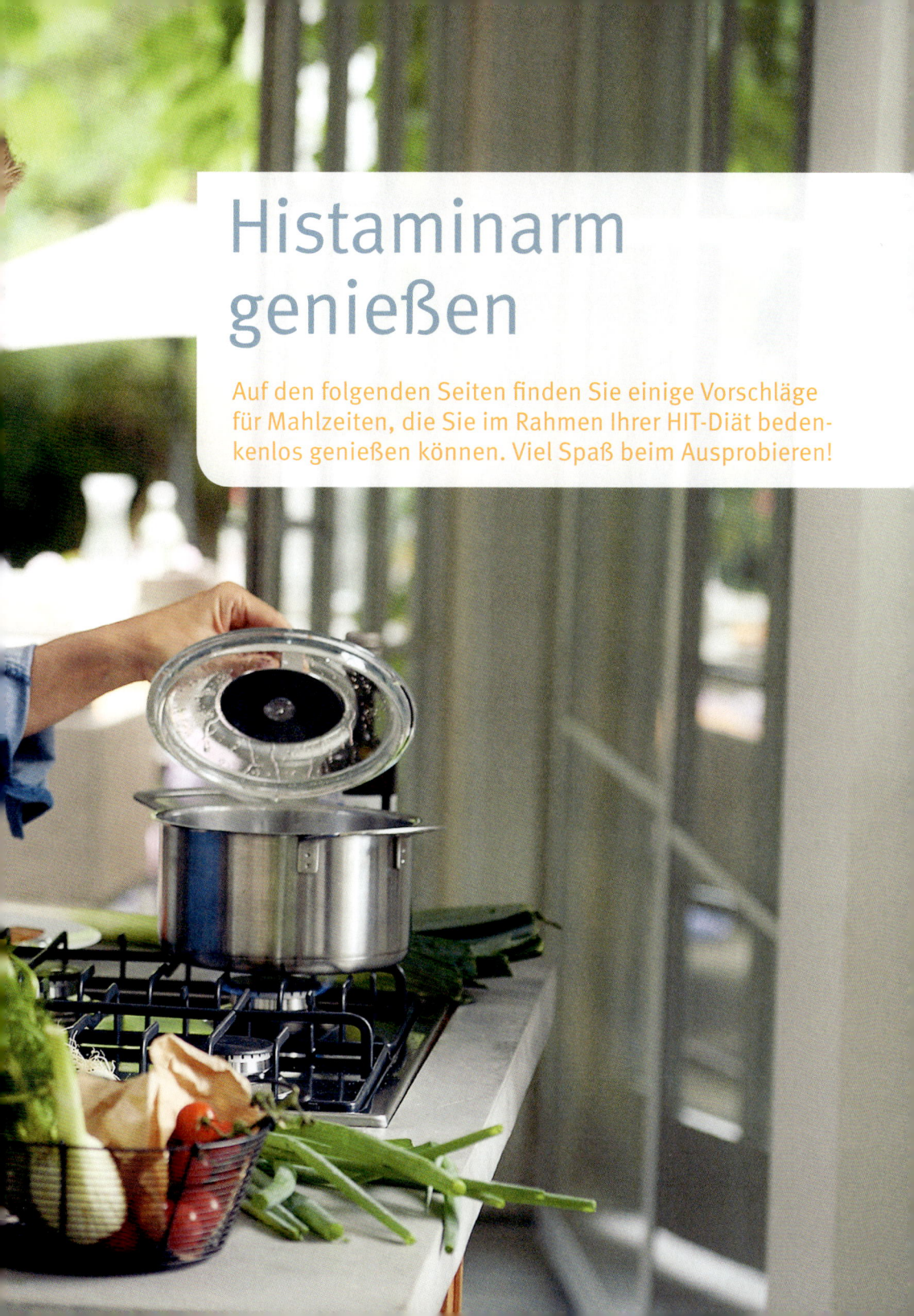

Histaminarm genießen

Auf den folgenden Seiten finden Sie einige Vorschläge für Mahlzeiten, die Sie im Rahmen Ihrer HIT-Diät bedenkenlos genießen können. Viel Spaß beim Ausprobieren!

Hüttenkäse St. Moritz

Zutaten für 2 Portionen
⏲ 10 Min.

2 EL gehackte Mandeln • 5 EL Haferflocken • 1 Prise Salz • 150 g Naturjoghurt • 200 g Hüttenkäse • 1 kleiner Apfel • 1 EL Honig • ½ gehobelte Ingwer-Knolle • ½ TL gemahlener Kardamom • ½ TL Zimt

- Mandeln und Haferflocken mit dem Salz in einer beschichteten Pfanne, ohne Zugabe von Öl, vorsichtig auf kleiner Flamme anrösten. Zwischendurch umrühren.

- Inzwischen den Joghurt mit dem Hüttenkäse vermischen und in zwei Portionen anrichten.

- Den gewaschenen und entkernten Apfel in Stifte schneiden und diese, zusammen mit dem Cerealiengemisch, dem Honig und den übrigen Gewürzen verrühren und über den Hüttenkäse verteilen. Fertig ist das Power-Frühstück.

Joghurt-Dinkel-Waffeln

Für 2 Portionen
⏲ 20 Min.

60 g frischen Magerjoghurt • 50 ml fettarme Milch • 1 Ei • 30 ml Wasser • 1 TL Backpulver • 80 g Dinkelmehl • Zucker nach Bedarf

Für den Belag
Puderzucker, Sahne oder Früchte nach Belieben

- Vermengen Sie Magerjoghurt, Milch, Ei und Wasser mit einem Handrührgerät. Backpulver im Mehl verrühren und hinzugeben.

- Gut durchrühren und mit ausreichend Zucker abschmecken.

- Waffeleisen oder kleine Pfanne erhitzen und leicht einölen.

- Die Hälfte der Teigmasse einfüllen und von beiden Seiten erhitzen, bis die Waffel goldbraun ist. Den Vorgang mit der zweiten Hälfte des Teiges wiederholen.

- Je nach Belieben mit Puderzucker bestreuen bzw. Früchte und Sahne hinzugeben.

▶ Joghurt-Dinkel-Waffeln

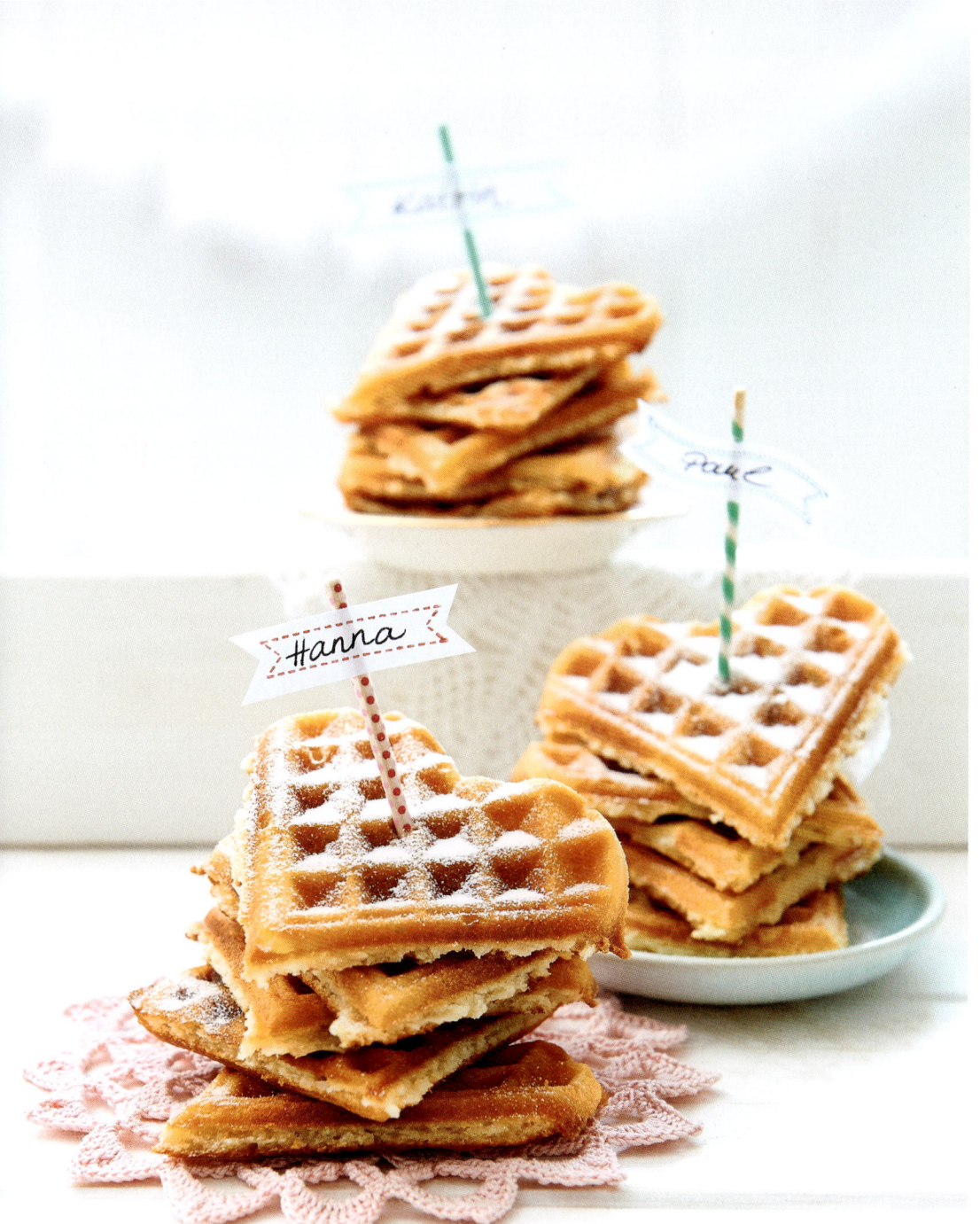

Birchermüsli

Für 2 Personen
⏱ 10 Min. + 12 Std. Einweichzeit

2 TL Haferflocken • 6 EL Wasser (zum Flockeneinweichen) • 2 EL Kondensmilch • Zucker • 1 EL Zitronensaft (kann weggelassen werden, falls unverträglich) • 400 g Äpfel • 2 EL Mandeln, gerieben

- Haferflocken 12 Stunden in kaltem Wasser einweichen.

- Anschließend mit Kondensmilch, etwas Zucker nach Belieben und Zitronensaft verrühren. Gegebenenfalls noch etwas Wasser hinzugeben.

- Äpfel waschen, schälen, entkernen und fein reiben. Zu dem Brei geben und gut umrühren. Masse in 2 Schalen füllen und mit geriebenen Mandeln bestreuen – fertig.

Tipp Zitronensaft wird in manchen Rezepten verwendet. Zitrusfrüchte stehen im Verdacht, ein Histaminliberator bei HIT zu sein. Allerdings hat sich gezeigt, dass dieser Effekt längst nicht bei allen Betroffenen auftritt. Zudem ist die Menge an Zitronensaft vergleichsweise gering, sodass es sich lohnt, seine individuelle Verträglichkeit auszutesten. Bei allen hier aufgeführten Rezepten ist es jedoch auch möglich, auf Zitronensaft als Zutat zu verzichten.

Apfelmüsli

Für 2 Portionen
⏱ 20 Min.

2 EL grobe Haferflocken • 2 EL Sonnenblumenkerne • 4 TL Gold-Leinsamen • 300 g Naturjoghurt • 2 TL Akazienhonig • 2 Äpfel (Sorte nach Belieben)

- Haferflocken ohne Fett in einer beschichteten Pfanne unter Zugabe der Sonnenblumenkerne und des Leinsamens leicht anrösten. Die Flocken und Kerne so lange anrösten, bis es anfängt zu duften. So schmeckt das Müsli am aromatischsten. Danach die Mischung abkühlen lassen.

- Honig in den Joghurt einrühren und in zwei Müslischalen einfüllen.

- Zwei Äpfel waschen, trocknen, entkernen und mit der Schale fein reiben. Danach sofort in die vorbereiteten Joghurtschalen einrühren.

- Die abgekühlte Körnermischung auf das Apfelmüsli streuen und servieren.

Blaubeerjoghurt mit Honigmelone

Für 2 Portionen
⊘ 10 Min.

4 EL Blaubeeren • ½ Honigmelone • 250 g Joghurt • ½ Schale einer Limette

● Blaubeeren waschen und vorsichtig unter die Joghurtmasse rühren.

● Das Fruchtfleisch der Honigmelone in kleine Stücke schneiden und ebenfalls unterrühren.

● Den Joghurt auf zwei Schälchen verteilen. Die Schale einer halben Limette abreiben und auf beide Gläser verteilen. Für die Optik können Sie die Schälchen zusätzlich mit Limettenscheiben garnieren.

● Tipp Frische Milchprodukte wie Joghurt, aber auch Quark, Dickmilch etc. werden in der Regel bei HIT gut vertragen. Rohmilchprodukte sollten Sie allerdings nicht verwenden, weil hier die Keimbelastung und damit die Gefahr der Histaminentstehung zu groß sind. Falls Sie zusätzlich unter einer Laktose-Intoleranz leiden, verwenden Sie bei dieser großen Joghurtmenge besser laktosefreien Joghurt. Ansonsten vertragen auch viele Laktose-Intolerante kleine Portionen normalen Joghurt. Je höher der Fettgehalt, desto besser verträglich.

Feigen-Hirse-Porridge

Für 2 Personen
⊘ 20 Min.

4 Feigen • 120 g Hirse • 350 ml Mandelmilch • 1 Pck. Bourbon-Vanillezucker • ½ TL Zimt • Salz • 2 EL Chia-Samen

● Feigen waschen und in Spalten schneiden. Hirse mit heißem Wasser gründlich abspülen und in einem Topf mit Mandelmilch, Vanillezucker, Zimt und Salz aufkochen, anschließend 6 Minuten köcheln lassen.

● Das fertige Porridge noch 10 Minuten ausquellen lassen, in Schüsseln geben, mit Feigen belegen und mit Chia-Samen bestreuen.

Herzhafte Lachsquiche-Törtchen

Für 6 Stück
⊘ 90 Min.

- 125 g Dinkelmehl
- 80 g Butter
- Salz
- 2 Eier (Gr. M)
- Frischhaltefolie
- 1 Muffinblech (6 Mulden)
- 250 g Lachsfilet (ohne Haut) • ½ Bund Dill
- ½ Bund Schnittlauch
- 80 g Schmand
- Pfeffer
- 150 g Crème fraîche

• Backofen vorheizen (E-Herd: 200 °C/ Umluft: 175 °C)

• Mehl mit Butter, Salz, 1 Ei und 2 EL Wasser zu einem Teig verkneten, in Folie wickeln und für 30 Min. in den Kühlschrank legen.

• Muffinblech fetten und mit Mehl ausstreuen. Teig auf bemehlter Arbeitsfläche ca. 3 mm dick ausrollen und 6 Kreise mit 10 cm Durchmesser ausstechen. In jede Mulde des Muffinblechs einen Teigkreis legen, Ränder gut andrücken und hochziehen (der Teig zieht sich beim Backen wieder zusammen). Böden mit einer Gabel mehrmals einstechen. Auf unterster Schiene im vorgeheizten Backofen ca. 15 Minuten backen.

• Währenddessen Kräuter waschen, trocknen und fein schneiden. Lachsfilet waschen, trocken tupfen und in kleine Würfel schneiden. Schmand mit Ei verquirlen, Dill und Schnittlauch unterrühren und kräftig mit Salz und Pfeffer würzen.

• Muffinblech aus dem Ofen nehmen. Lachs auf die Teigmulden verteilen. Kräuterguss gleichmäßig darübergeben und bei gleicher Temperatur auf unterster Schiene ca. 25 Minuten backen, anschließend abkühlen lassen. Quiches vorsichtig aus den Mulden heben und auf Tellern mit Crème fraîche anrichten.

Tipp Bitte achten Sie bei allen Rezepten mit Hühnerei darauf, dass Sie stets frische Eier verwenden und diese nach dem Einkauf direkt im Kühlschrank aufbewahren.

Gurkensalat mit Joghurtdressing

Für 4 Portionen
⏱ 10 Min. + 30 Min. Ruhezeit

1 Salatgurke • ½ TL Salz • 1 TL Zucker • 1 Zwiebel • 3 Stängel Dill • 100 g Joghurt • ½ TL mittelscharfer Senf • 2 EL Öl

● Die gewaschene und geschälte Salatgurke mit einem Gurkenhobel in dünne Scheiben hobeln. Zucker und Salz darüberstreuen, vermischen und abgedeckt 30 Minuten ruhen lassen.

● Die klein gewürfelte Zwiebel und den gewaschenen und ebenfalls klein gehackten, Dill zusammen mit Joghurt, Senf und Öl verrühren.

● Anschließend von den gehobelten Gurkenscheiben das Wasser abgießen und mit dem Joghurtdressing sowie den Zwiebelwürfeln und dem Dill vermischen. Nach Belieben mit Salz und Zucker abschmecken.

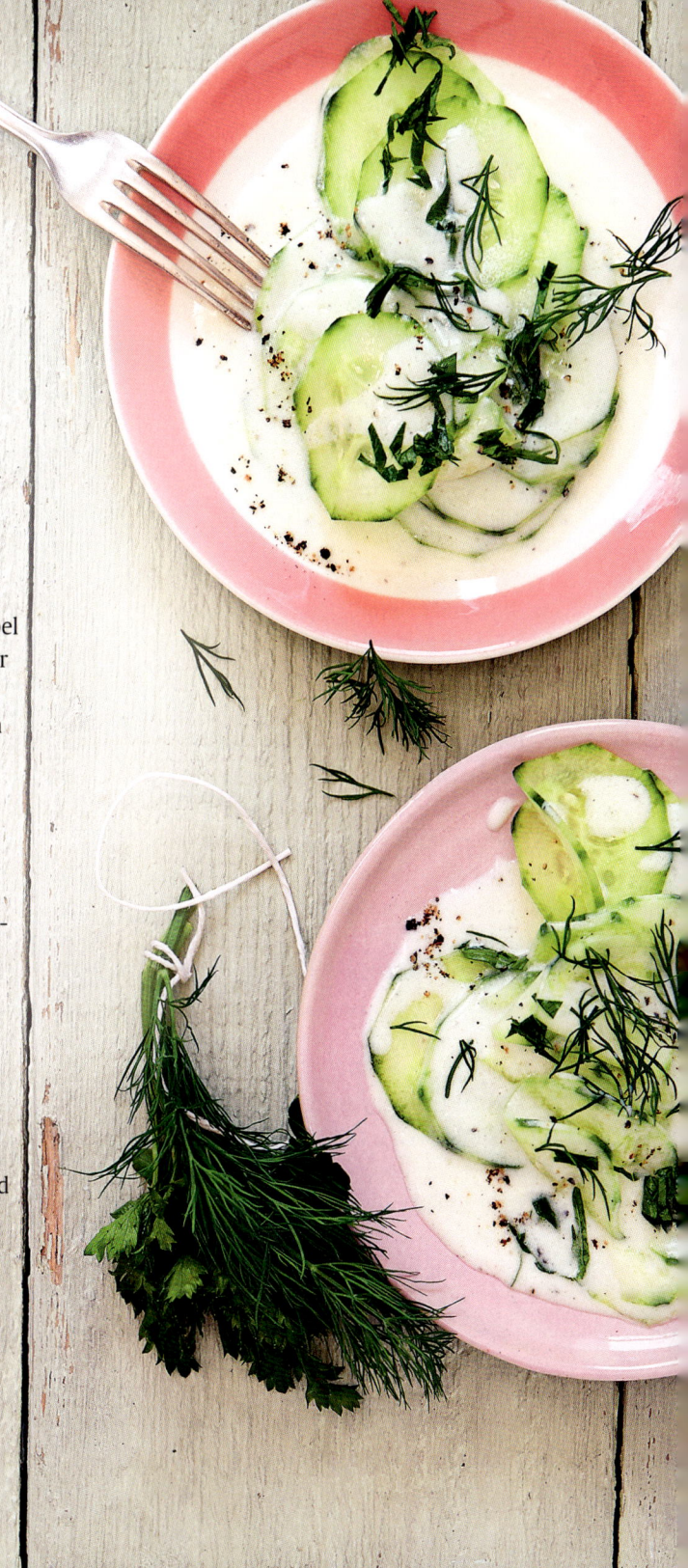

Lollo-rosso-Salat mit Melone

Für 2 Portionen
⊘ 20 Min.

1 Honigmelone • 1 große Mango • 200 g Lollo rosso • 200 g Rucola • ½ Orange (Zitrusfrucht, kann bei Unverträglichkeit weggelassen werden) • 4 EL Pinienkerne • Olivenöl

● Honigmelone in Spalten schneiden und Schale entfernen. Das Fruchtfleisch würfeln und in eine Schüssel geben.

● Die Mango schälen, würfeln und ebenfalls in die Schüssel geben.

● Lollo rosso und Rucola waschen und trocken schleudern. Lollo rosso in mundgerechte Stücke schneiden.

● Beide Salate in die Schüssel geben und mit den Fruchtwürfeln vorsichtig vermengen.

● Die Orangenhälfte über dem Salat auspressen. Dann den Salat mit Pinienkernen bestreuen und mit Öl beträufeln. Kurz vermengen und servieren.

Kerniger Fruchtsalat

Für 2 Portionen
⊘ 10 Min.

80 g Feldsalat • 80 g Radicchio • 80 g Frisée • 200 g fettarmer Naturjoghurt • 1 Apfel • 2 EL Pinienkerne • 2 EL Sonnenblumenkerne • 2 EL Kürbiskerne • 1 EL Honig

● Salat in kleine Stücke zupfen und unter den Joghurt rühren. Apfel waschen, schälen, entkernen und in kleine Würfel schneiden. Apfelstücke gemeinsam mit den Salatkernen unterrühren. Auf Tellern anrichten und Honig darüberfließen lassen – fertig!

Tipp Wenn Sie nicht nur unter HIT leiden, sondern auch Fruchtzucker nicht vertragen, kommen gängige Fruchtsalat- und Müslirezepte häufig nicht für Sie infrage. Honig beispielsweise ist ein beliebtes Süßungsmittel, weil er durch seine vielfältigen Inhaltsstoffe wertvoller als gewöhnlicher Zucker ist. Für FI-Betroffene ist er aufgrund seines extrem hohen Fruchtzuckergehalts dennoch ungeeignet und sollte bei Bedarf durch Haushaltszucker oder Traubenzucker ersetzt werden. Äpfel enthalten ebenfalls viel Fructose und könnten unverträglich sein.

Rucola-Champignon-Salat

Für 2 Portionen
⊘ 10 Min.

50 g Rucola • 200 g frische Champignons (am besten braune) • 100 g Schafskäse (oder Feta) • Olivenöl • Saft von einer ½ Zitrone (kann bei Unverträglichkeit weggelassen werden) • Salz und Pfeffer • 30 g Pinienkerne

● Rucola waschen und trocknen. Stiele entfernen und Blätter in kleine Stücke schneiden.

● Champignons putzen und in Scheiben schneiden. Schafskäse oder Feta würfeln.

● Salat, Champignons und Käse unter Zugabe von Öl und Zitronensaft in einer Salatschüssel vermengen und mit Salz und Pfeffer abschmecken.

● Die Pinienkerne in Öl kurz anrösten und zum Salat geben – guten Appetit!

Schinkenomelett

Für 2 Portionen
⊘ 15 Min.

1 Zwiebel • 2 TL Öl • 100 g gekochter Schinken • 4 Eier • 6 EL fettarme Milch • 2 EL gehackte Petersilie • Salz und Pfeffer • 2 Karotten •
½ Gurke • 2 Scheiben Knäckebrot

● Zwiebel klein hacken und in heißem Öl anschwitzen.

● Schinken in Streifen schneiden, in die Pfanne geben und leicht anbraten.

● Eier mit Milch verquirlen und die Masse in die Pfanne geben. Stocken lassen, wenden und mit Salz und Pfeffer würzen.

● Gurken in Scheiben und Karotten in Stifte schneiden. Zwei Teller mit Karottenstiften, Gurkenscheiben und Knäckebrot anrichten, das Schinkenomelett hinzugeben, mit Petersilie bestreuen.

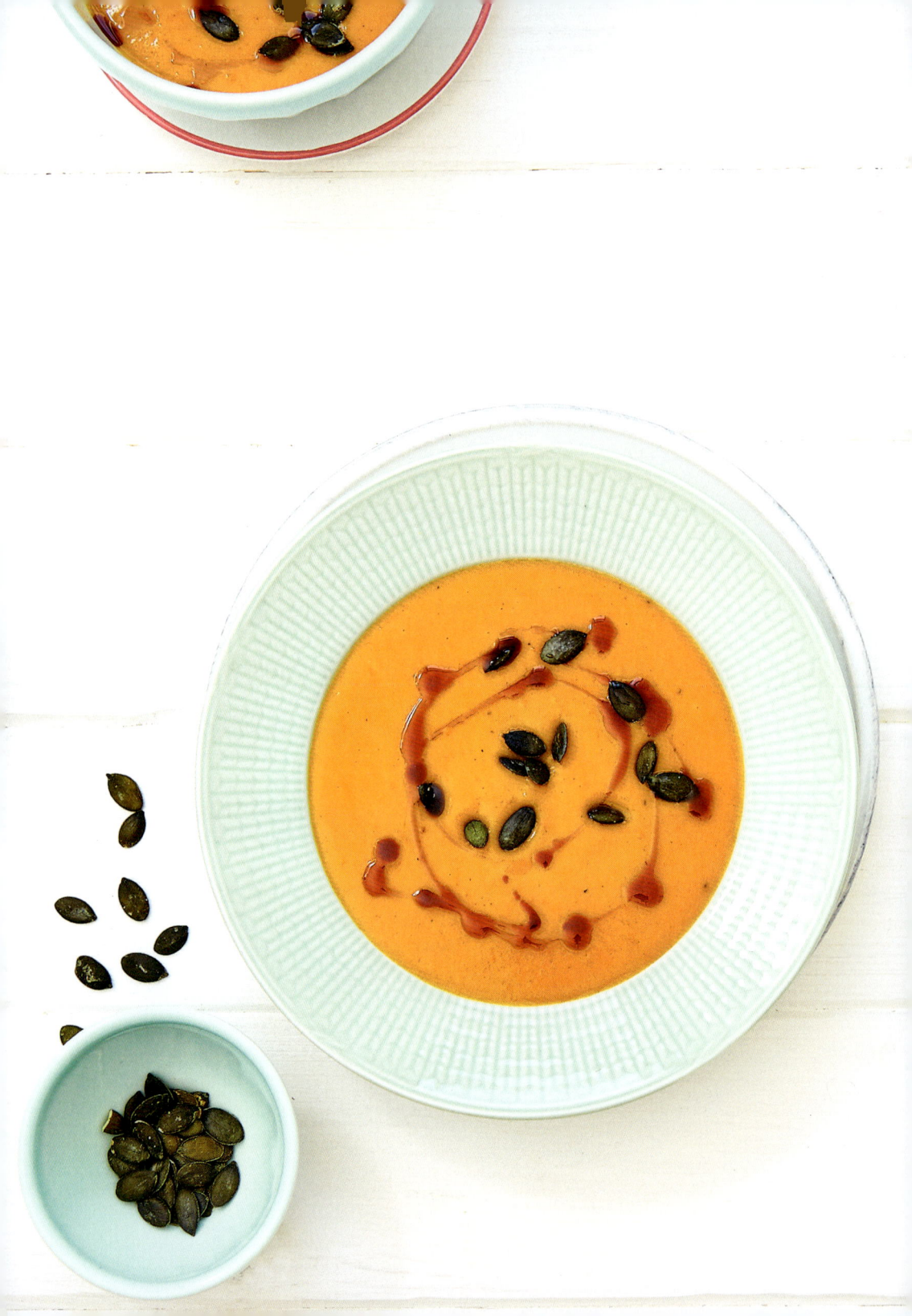

Rührei mit Champignons

Für 2 Portionen
⊘ 15 Min.

100 g frische Champignons • 2 EL Olivenöl • 4 schwarze Oliven • 4 große Eier • 4 EL Wasser • 1 Prise Thymian • 1 Prise Rosmarin • 2 Scheiben Knäckebrot

● Champignons putzen und in Streifen schneiden.

● Olivenöl in einer Pfanne erhitzen und darin die Champignons und Oliven anbraten.

● Eier mit Wasser verquirlen, mit Salz und Pfeffer würzen und in die Pfanne hinzugeben. Gelegentlich umrühren und stocken lassen.

● Das fertige Rührei auf zwei Teller geben und mit Thymian und Rosmarin bestreuen. Mit Knäckebrot anrichten und servieren.

Kürbissuppe

Für 4 Personen
⊘ 30 Min.

1 Hokkaido-Kürbis (400–500g) • 20 g Ingwer • 2–3 Schalotten oder Frühlingszwiebeln • 600 ml Gemüsebrühe • 2 EL Rapsöl • 100 g Sahne • 1 EL Kürbiskerne • 3–4 EL Kürbiskernöl • Salz und Pfeffer

● Hokkaido-Kürbis waschen, in zwei Hälften schneiden und entkernen. Fruchtfleisch würfeln.

● Geschälte Schalotten in dünne Scheiben schneiden und zusammen mit dem Kürbis und dem ebenfalls geschälten und in feine Scheiben gehobelten Ingwer vier Minuten in heißem Rapsöl anschwitzen.

● Mit Gemüsebrühe und Sahne aufgießen und etwa 20 Minuten bei mittlerer Hitze köcheln lassen.

● Inzwischen die grob gehackten Kürbiskerne in einer fettfreien Pfanne anrösten und salzen.

● Die Suppe pürieren und mit Salz und Pfeffer nachwürzen. Die Suppe in Teller geben und vor dem Servieren mit etwas Kürbiskernöl sowie mit den Kürbiskernen dekorieren.

◀ Kürbissuppe

SUPPEN

Sahnige Bärlauchsuppe

Für 2 Portionen
20 Min.

150 g Bärlauch • ½ Zwiebel • ½ Knoblauchzehe • 2 Kartoffeln • 1 TL Öl • 500 ml Wasser • ½ EL gekörnte Brühe • 100 g Sahne

- Bärlauch waschen und grob schneiden. Zwiebel und Knoblauch fein hacken. Kartoffeln schälen und würfeln.

- Zwiebeln in heißem Öl im Topf anschwitzen, Knoblauch mitrösten und mit Wasser aufgießen.

- Gekörnte Brühe und Kartoffelwürfel zugeben und kochen.

- Sobald die Kartoffelwürfel weich gekocht sind, den Bärlauch zugeben und nochmals kurz aufkochen.

- Danach die Suppe pürieren und Sahne zugeben.

Schnelle Zucchinisuppe

Für 2 Portionen
20 Min.

1 kleine Zwiebel • ½ Knoblauchzehe • 1 EL Olivenöl • 250 g Zucchini • 1 TL Thymian • 1 TL gekörnte Brühe • 500 ml Wasser • 60 g Frischkäse mit Kräutern • Salz und Pfeffer

- Zwiebel und Knoblauch schälen, klein schneiden und in einem Topf in heißem Öl anschwitzen.

- Zucchini würfeln und mit dem Thymian in die Pfanne geben.

- Mit Wasser und Brühe auffüllen und 10 Minuten kochen lassen, danach pürieren.

- Frischkäse zugeben und nochmals kurz aufkochen.

- Mit Salz und Pfeffer abschmecken – fertig!

Grießnocken-Spargelschaumsuppe

Für Personen 2 Personen
 30 Min.

- ½ Bund Lauchzwiebeln
- 500 g grüner Spargel
- 2 EL Traubenkernöl
- 400 ml Gemüsebrühe
- 125 g Schlagsahne
- Salz
- Pfeffer
- geriebene Muskatnuss
- 60 ml Milch
- 15 g Margarine
- 35 g Hartweizengrieß
- 1 Ei (Größe M)
- 25 g Mandelblättchen

● Lauchzwiebeln waschen, trocknen und in große Stücke schneiden.

● Spargel waschen, trocken tupfen, die holzigen Enden abschneiden und das untere Drittel des Spargels schälen. Köpfe abschneiden und beiseitelegen.

● Öl in einem großen Topf erhitzen, Lauchzwiebeln und Spargel darin anschwitzen. Mit Brühe und mit der Hälfte der Sahne ablöschen, mit Salz, Pfeffer und Muskat würzen und kurz aufkochen, anschließend 10 Minuten köcheln lassen.

● Inzwischen Milch mit Margarine aufkochen. Hartweizengrieß unter Rühren hinzufügen und kurz aufkochen, mit Salz, Pfeffer und Muskat abschmecken. Etwas abkühlen lassen und die Eier nacheinander unterrühren. Spargelköpfe in kochendem Salzwasser 5 Minuten garen, abgießen.

● Aus dem Grieß mit 2 Teelöffeln Nocken ausstechen und ca. 5 Minuten im siedenden Salzwasser ziehen lassen, bis sie an die Wasseroberfläche steigen, herausnehmen.

● Mandelblättchen in einer beschichteten Pfanne ohne Fett goldbraun rösten. Spargelsuppe fein pürieren und durch ein Sieb streichen. Suppe nochmals aufkochen.

● Restliche Sahne steif schlagen und unter die Suppe heben.

● Suppe in Teller geben, Grießnocken und Spargelspitzen dazugeben und mit Mandelblättchen garniert servieren.

VEGETARISCHE HAUPTGERICHTE

Gebratener Gemüsereis

Für 2 Portionen
⊙ 40 Min.

120 g Basmatireis, roh • Wasser • Salz • 100 g Mehl • 1 EL gehackte Petersilie • 150 g Brokkoli • 150 g Champignons • 1 TL Öl • 2 Eier • 1 Bund Jungzwiebeln • 50 g Stangensellerie • 1 TL gekörnte Brühe

● Reis 15 Minuten lang im gesalzenen Wasser weich kochen, abseihen und abtropfen lassen.

● Mehl, Petersilie und Eier verquirlen und leicht salzen. Die Masse in heißem Öl zu einem Fladen backen, auskühlen lassen und in Streifen schneiden.

● Sellerie schälen. Brokkoli, Champignons, Zwiebeln und Sellerie waschen bzw. putzen und in mundgerechte Stücke schneiden.

● Nacheinander Brokkoli, Sellerie und Zwiebeln bissfest kochen und abschrecken.

● Brühe in 100 ml Wasser kurz aufkochen.

● Champignons in Öl anbraten und Reis mit Gemüse und Brühe zugeben. Die Eierfladenstreifen unterheben – fertig!

Kürbisgratin

Für 2 Portionen
⊙ 20 Min. + 20 Min. Backzeit

1 Zwiebel • 200 g Hokkaido-Kürbis • 50 g Ziegenkäse oder Feta • 50 ml Milch • Pfeffer und Salz • 1 Apfel • Zimt, gemahlen • 1 Ei • 1 TL Honig • 2 TL Olivenöl • 1 Zweig Rosmarin

● Backofen vorheizen auf 180 Grad (Umluft: 160/Gas: Stufe 3).

● Zwiebel häuten und in Scheiben schneiden.

● Kürbis waschen, halbieren und entkernen. Mit Schale in Spalten schneiden und gemeinsam mit den Zwiebelscheiben in heißem Öl kurz andünsten. Dann beides mit Pfeffer und Salz gewürzt in eine Auflaufform geben.

● Apfel waschen, schälen, entkernen und in Spalten schneiden.

● Ei mit Milch, Honig, Salz, Pfeffer und einer Löffelspitze Zimt verquirlen und über das Gemüse geben.

● Käse raspeln und mit Rosmarinnadeln über das Gratin streuen.

● Im Backofen etwa 20 Minuten goldbraun backen und servieren.

Gemüseauflauf

Für 2 Portionen
⊙ 30 Min. + 25 Min. Backzeit

2 große Karotten • 100 g Brokkoli • 200 g Nudeln, z. B. Makkaroni • 100 g frische Champignons • 1 Ei • 50 ml Sahne • 80 ml Milch • Salz und Pfeffer • Paprikapulver • frisches Basilikum • 100 g junger Gouda, gerieben • Fett für die Form

● Karotten und Brokkoli schälen bzw. waschen und in Röschen teilen. In Salzwasser bissfest kochen. Nudeln parallel dazu al dente kochen und abgießen.

● Backofen auf 180 Grad vorheizen (Umluft: 160/Gas: Stufe 3).

● Dann Ei mit Milch und Sahne verquirlen und mit Salz, Pfeffer, Paprikapulver und Basilikum gut würzen.

● Champignons waschen, in Scheiben schneiden und mit dem Gemüse in einer gefetteten Auflaufform verteilen. Etwas geriebenen Gouda darüberstreuen und mit den gekochten Nudeln bedecken.

● Dann die Ei-Milch-Mischung über den Auflauf gießen und mit dem restlichen Käse bestreuen. Den Auflauf ca. 25 Minuten im Ofen auf der mittleren Schiene backen.

Champignon-Spaghetti

Für 2 Portionen
⊙ 25 Min.

200 g Spaghetti • ½ Zwiebel • 1 EL Butter • 250 g Champignons • 100 ml Gemüsebrühe • 100 g Doppelrahmfrischkäse • 2–3 Frühlingszwiebeln • 1 TL Thymian, getrocknet • Salz und Pfeffer

● Spaghetti in gesalzenem Wasser bissfest kochen.

● Zwiebel fein würfeln und in heißer Butter anbraten. Champignons in Scheiben schneiden, hinzugeben und kurz dünsten.

● Brühe und Frischkäse hinzufügen, kurz aufkochen.

● Frühlingszwiebel waschen und in Ringe schneiden und mit Thymian in die Soße rühren.

● Mit Salz und Pfeffer abschmecken.

● Zum Servieren nach Belieben Spaghetti und Soße vermengen oder aber die Soße über die Nudeln geben.

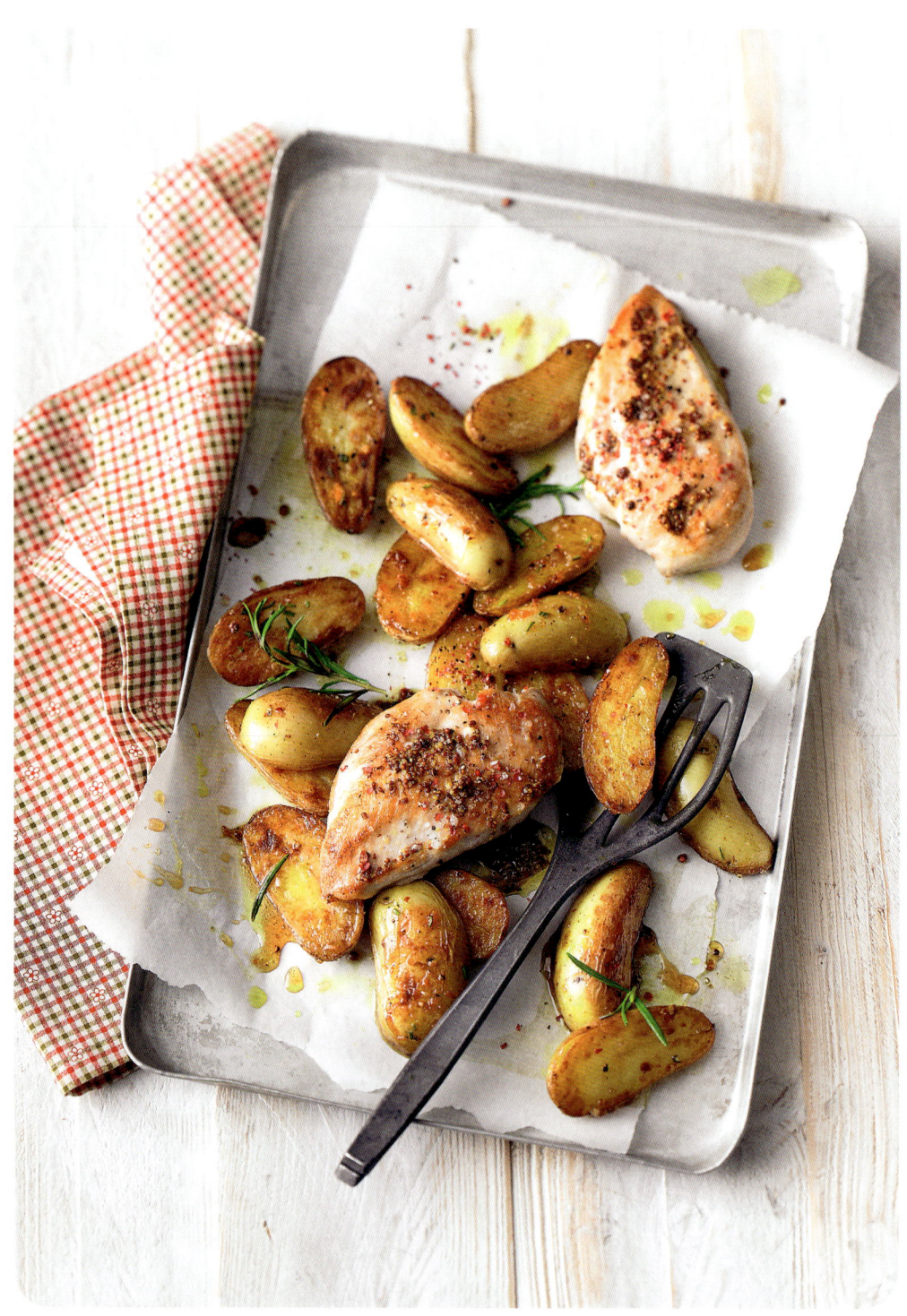

Hähnchenbrust mit Ofenkartoffeln

Für 4 Portionen
20 Min. + 40 Min. Backzeit

600 g Hähnchenbrustfilet (4 Stück) • 800 g festkochende kleine Frühkartoffeln • 2 Zweige Rosmarin • 2 Knoblauchzehen • 4 EL Sonnenblumenöl • 1 EL Honig • 1 EL mittelscharfer Senf • 125 ml Gemüsebrühe • Salz • Pfeffer

- Hähnchenfilets waschen, salzen und pfeffern und mit einer Marinade aus Honig und Senf einpinseln und auf ein mit Backpapier belegtes Backblech legen.

- Anschließend die gewaschenen Frühkartoffeln halbieren, salzen und ebenfalls auf das Backblech legen.

- Rosmarin hacken, Knoblauch schälen und mit einer Knoblauchpresse auf den Rosmarin pressen. Die Kräuter und das Öl dazugeben, verrühren und diese Marinade über die Frühkartoffeln geben.

- Über das Ganze die Gemüsebrühe gießen und Kartoffeln und Hähnchenbrustfilet auf dem Backblech im Backofen auf mittleren Schiene (nicht vorgeheizt) bei 200 Grad 35–40 Minuten backen. Die Kartoffeln zwischenzeitlich einmal wenden.

◀ Hähnchenbrust mit Ofenkartoffeln

Honig-Puten-Geschnetzeltes

Für 2 Portionen
45 Min.

400 g Putenbrust • 2 TL Öl • 1 Zwiebel • ½ rote Paprikaschote • ½ grüne Paprikaschote • 100 g Schlagsahne • 1 TL Dill • 1 EL Honig

- Putenbrust waschen, trocken tupfen und in Würfel schneiden. Gut gewürzt in heißem Öl in einer Pfanne anbraten.

- Zwiebel und beide Paprika in kleine Stücke schneiden und mit Sahne zum Fleisch geben.

- Dill und Honig zugeben und 30 Minuten bei geringer Hitze mit geschlossenem Pfannendeckel köcheln lassen.

- Als Beilage eignet sich Basmati-Reis hervorragend.

Kalbsrouladen Milanese

Zutaten für 6 Portionen
⊘ 90 Min.

- 30 g getrocknete Morcheln
- 400 g weiße Champignons
- 1 Zwiebel
- 1 Knoblauchzehe
- ½ Bund glatte Petersilie
- 3 EL Öl
- 500 g grüner Spargel
- 6 Kalbsfilet-Medaillons (à 120 g), als Schmetterlingsfilets geschnitten
- 3 EL Dijon-Senf (evtl. kleinere Menge verwenden)
- 6 dünne Scheiben Speck
- 1 Schalotte oder Frühlingszwiebel
- 100 ml Weißwein
- 300 ml Gemüsebrühe ohne Hefeextrakt
- 200 ml Schlagsahne
- 30 g Butter
- 10 g Mehl

● Morcheln 15 Minuten im heißen Wasser einweichen lassen, anschließend gut ausdrücken und den Sud durch einen Papierfilter (Kaffeefilter) gießen, die Morcheln abkühlen lassen und pürieren.

● Champignons, Zwiebeln, Knoblauch und Petersilie fein hacken und mit 1 EL Öl in einer Pfanne anbraten, bis die Flüssigkeit verdampft ist. Mit Pfeffer und Salz abschmecken und abkühlen lassen.

● Vom grünen Spargel die holzigen Enden entfernen. Spargel in kochendem Salzwasser zirka drei Minuten kochen, abschrecken und mit einem Küchentuch vorsichtig trocken tupfen.

● Kalbsfilets zwischen Klarsichtfolie mit einem Fleischklopfer flach klopfen und dünn mit Dijon-Senf bestreichen. Pilze gleichmäßig darauf verteilen, sodass am Rand 1 Zentimeter frei bleibt.

● Speck und je zwei Stangen Spargel darauflegen. Etwas andrücken, straff zusammenrollen und mit Holzstäbchen fixieren. Rouladen zehn Minuten bei mittlerer Hitze in Butter anbraten und in eine Auflaufform legen. Im vorgeheizten Ofen bei 150 Grad auf mittlerer Schiene 15 Minuten garen.

● Für die Sauce die Schalotte würfeln, im Bratfett der Rouladen anbraten und mit Morchelsud, Weißwein, Gemüsebrühe und Sahne aufgießen und bei starker Hitze ohne Deckel zehn Minuten einkochen.

● Die Sauce mit Mehl und dem restlichen Öl binden und mit dem Pürierstab fein pürieren. Mit Salz und Pfeffer abschmecken. Die pürierten Morcheln dazugeben und weiterer drei Minuten kochen lassen. Die fertigen Rouladen anrichten und mit der Sauce übergießen.

Lachs mit Farfalle in Sahnesoße

Für 2 Portionen
⊘ 30 Min.

150 g Lachs, tiefgekühlt • ½ Bund Schnittlauch • 1 kleine Zwiebel • 150 g Farfalle • 100 ml Schlagsahne • 50 ml Gemüsebrühe • 2 TL Olivenöl • Pfeffer und Salz

● Den Lachs über Nacht im Kühlschrank auftauen. Danach mit Wasser abspülen, trocken tupfen und in Würfel schneiden.

● Schnittlauch abspülen und in Röllchen schneiden. Die Zwiebel häuten, klein schneiden und in heißem Öl anbraten.

● Die Nudeln nach Packungsanweisung kochen.

● Lachs zu den Zwiebeln geben und leicht anbraten. Danach mit Sahne und Brühe etwa 10 Minuten einkochen. Schnittlauch hinzugeben und mit Pfeffer und Salz abschmecken.

● Nudeln auf zwei Tellern anrichten und die Soße darübergeben – servieren.

Tipp Achten Sie beim Fisch auf eine ununterbrochene Kühlung. Sollten Sie frischen Fisch aus der Kühltheke bevorzugen, so kaufen Sie diesen bei einem Händler Ihres Vertrauens.

Forelleneintopf

Für 2 Portionen
⊘ 30 Min.

200 g Forellenfilet, tiefgefroren • 25 g Butter/Margarine • 1 Zwiebel • 1 gepresste Knoblauchzehe • 1 Prise Curry • 100 g Möhren • 1 grüne Paprika • 1 Apfel • 800 ml Gemüsebrühe • 1 TL Mehl • Zimt • 60 g Reis, roh

● Den Fisch über Nacht im Kühlschrank auftauen. Fischfilets waschen, abtupfen und in größere Stücke schneiden.

● Den Reis in 300 ml Gemüsebrühe gar kochen. Die Zwiebel häuten, vierteln und in heißer Butter glasig dünsten.

● Möhren und Paprika putzen, in Stücke schneiden und mit Knoblauch und Curry zu den Zwiebeln geben. Bei geschlossenem Deckel fünf Minuten dünsten.

● Apfel schälen, in Streifen schneiden und zum Gemüse geben. Eine Prise Zimt dazugeben, mit 500 ml Gemüsebrühe ablöschen und kurz garen.

● In einer Pfanne das Mehl in heißer Butter verrühren und kurz anschwitzen lassen. Die Mehlschwitze zum Eintopf geben und andicken lassen. Fisch untermengen und 5 Minuten garen. Dann den gekochten Reis unterheben und servieren.

DESSERTS

Dolce-Vita-Pannacotta

Zutaten für 4 Portionen
⊙ 45 Min. und 5 Std. Kühlzeit

80 g Zucker • 20 g gesalzene Butter • 100 ml Schlagsahne • 20 g Pinienkerne • 4 Kardamomkapseln • 200 ml Schlagsahne • 300 ml Milch (3,5 %) • 30 g Kaffeebohnen • 30 g Zucker • 4 Blatt weiße Gelatine

• Für die Sauce Zucker goldbraun karamellisieren, Butter und Sahne unterrühren, bei schwacher Hitze köcheln lassen, bis der Karamell sich aufgelöst hat. Abkühlen lassen. Pinienkerne anrösten und zur Sauce dazugeben.

• Für die Pannacotta Kardamomkapseln zerstoßen und mit Sahne, Milch, Kaffeebohnen, Zucker und einer Prise Salz mischen und aufkochen lassen. 30 Minuten ziehen lassen und zwischenzeitlich die Gelatine in kaltem Wasser einweichen.

• Die warme Milchkaffee-Mischung durch einen Kaffeefilter filtern und die aufgeweichte Gelatine darin auflösen. Die Puddingmasse auf vier Schüsselchen verteilen und über Nacht abgedeckt in den Kühlschrank stellen.

• Pudding auf einen Dessertteller stürzen und mit der Sauce und etwas Zitronenschale servieren.

Apfel-Vanille-Milchreis

Für 2 Portionen
⊙ 35 Min.

600 ml Milch • 100 g Milchreis • 1 EL Zucker • 2 kleine Äpfel • 250 g Joghurt oder Pudding mit Vanillegeschmack (2 Becher) • 1 TL Zimt

• Die Milch aufkochen und Milchreis dazugeben.

• Etwa 30 Minuten bei schwacher Hitze quellen lassen, dabei gelegentlich umrühren und den Zucker zugeben.

• Die Äpfel waschen, schälen, entkernen und in kleine Stücke schneiden.

• Milchreis auf Tellern anrichten, Apfelstücke einlegen und kalten Joghurt oder Pudding darübergeben.

• Mit Zimt und Zucker bestreuen und servieren!

Pfirsich-Auflauf Savannah

Für 6 Personen
⊘ 45 Min.

- 70 g Salzstangen oder -brezeln
- 80 g Mehl
- 40 g feine Haferflocken
- 80 g brauner Zucker
- 100 g Butter
- ½ Vanilleschote
- 500 g Pfirsiche
- 1 Zitrone
- 200 g Schmand oder Saure Sahne

● Backofen auf 180 Grad (Gas 2, Umluft 160 Grad) vorheizen.

● Salzstangen mit dem Mixer grob zerhacken und mit Haferflocken, Mehl und 60 g braunem Zucker in einer Schüssel mischen. Die zerlassene Butter abkühlen lassen und untermischen. Die so entstandene Masse mit dem Mixer (Knethaken) auf kleiner Stufe vorsichtig zu Streuseln verarbeiten.

● Inzwischen die Vanilleschote der Länge nach halbieren und das Mark herauskratzen.

● Die geschälten, halbierten und entkernten Pfirsiche mit dem Vanilleschoten-Mark und dem restlichen braunen Zucker vermischen, die Pfirsiche dann in eine Auflaufform geben und die Streusel gleichmäßig darauf verteilen.

● Im vorgeheizten Backofen auf der mittleren Schiene 30 Minuten backen lassen, bis die Pfirsiche goldbraun sind.

● Zitrone (unbehandelt oder aus dem Bioladen) heiß waschen, trocken tupfen, die Schale abreiben und die Zitrone anschließend auspressen. Je einen Teelöffel abgeriebene Zitronenschale sowie ein Teelöffel Zitronensaft mit dem Schmand verrühren.

● Pfirsiche aus dem Backofen nehmen und fünf Minuten abkühlen lassen. Die Schmand-Zitronenmasse auf den Pfirsichen verstreichen und mit einem Pfannen- oder Tortenheber portionieren und servieren.

DESSERTS

Mango-Quark-Creme

Für 2 Portionen
◷ 45 Min. (mit Kühlzeit)

½ reife Mango • 100 g Magerquark • 80 ml Buttermilch • 2 TL Zucker • 1 Löffelspitze Vanillepulver • 1 Blatt Gelatine, weiß

- Mango schälen, das Fruchtfleisch um den Kern herum ausschneiden und mit einem Teelöffel Zucker pürieren.

- Buttermilch und Quark mit einem Pürierstab unter Zugabe von einem Teelöffel Zucker und dem Vanillepulver cremig aufschlagen.

- Gelatine in kaltem Wasser einweichen und 2 EL der Quarkmasse leicht erwärmen. Darin die ausgedrückte Gelatine auflösen und wieder in die Creme einrühren.

- Die Quarkmasse in zwei Schalen geben und kühl stellen.

- Nach 30 Minuten die Mangomasse über die Creme geben und wieder kühl stellen.

- Kühl serviert ist die Mango-Quarkcreme eine sehr erfrischendes Dessert.

Blueberry Pancakes

Für 2 Portionen
◷ 30 Min.

200 g Mehl • 250 g Blaubeeren • 1 TL Backpulver • 1 EL Zucker • 1 Prise Salz • 100 g Butter • 250 ml Milch • 3 Eier

- Das Mehl mit dem Backpulver, Zucker und Salz in einer Teigschüssel vermischen. Eier und Milch dazu geben und mit dem Mixer zum Teig verrühren.

- 50 g geschmolzene Butter unter den Teig geben und in einer Pfanne (Durchmesser zirka zwölf Zentimeter) erhitzen.

- Je eine Schöpfkelle Teig in die Pfanne geben und auf mittlerer Hitze Pfannkuchen backen. Mehrmals wenden. Ergibt zehn bis zwölf Pfannkuchen. Nach Belieben mit Ahornsirup verzieren.

▸▸ Blueberry Pancakes

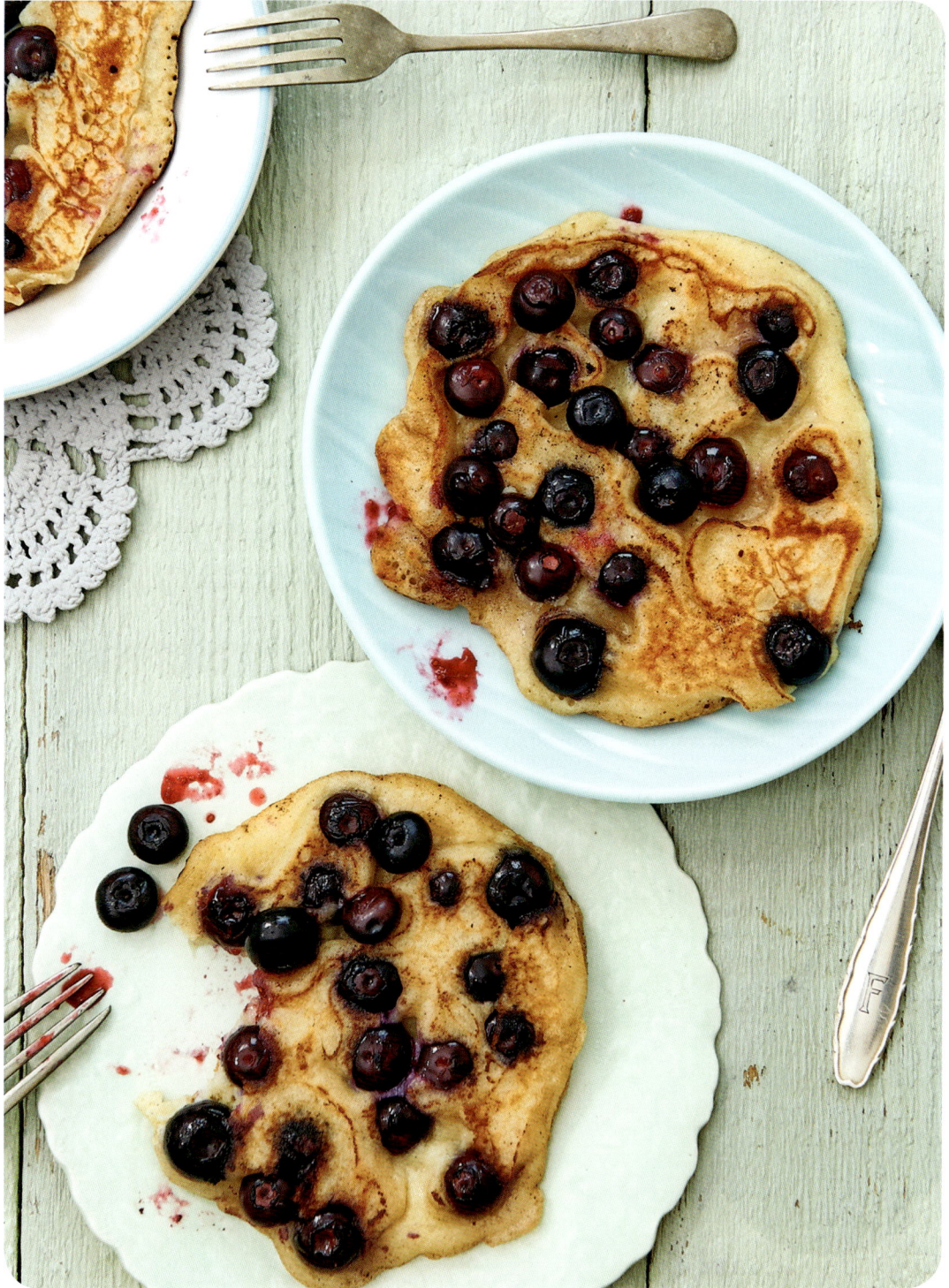

Service

Adressen, die weiterhelfen

Internetplattform für Betroffene mit Therapeutenliste, News, Rezepten, Büchern u. v. m.:
www.my-histaminintoleranz.de

Schweizerische Interessengemeinschaft Histamin-Intoleranz (SIGHI) mit umfangreichem Informationsangebot:
www.histaminintoleranz.ch

bauchvital Apothekensortiment bei Histamin-Intoleranz
Laktonova GmbH
Raiffeisenstr. 28–32
49124 Georgsmarienhütte
Tel. 030 27589363
Fax 089 710404853
www.bauchvital.de
kontakt@bauchvital.de

Produktinformation zu Betadianin Kapseln (Vit. B_6, Vit. C, Magnesium, Zink, Kupfer, Tryptophan):
www.betadianin.de

Produktinformation zu Betacur Kapseln (Vit. B_6, Vit. C):
www.betacur.de

Produktinformation zu Abdigest Mikrobielle Darmbesiedelung (Probiotik Kapseln):
www.abdigest.de

Produktinformation zu Multidigest (Vitalstoffergänzung):
www.multidigest.de

Nationale Kontakt- und Informationsstelle zur Anregung und Unterstützung von Selbsthilfegruppen
NAKOS
Otto-Suhr-Allee 115
10585 Berlin
Tel. 030 31018980
Fax 030 31018970
www.nakos.de

Patientenservice zu den Themen Allergien, Asthma und Neurodermitis:
Deutscher Allergie- und Asthmabund e. V.
An der Eickesmühle 15–19
41238 Mönchengladbach
Tel. 02166 6478820
www.daab.de
info@daab.de

Deutsche Gesellschaft für Ernährung e. V.
Godesberger Allee 18
53175 Bonn
www.dge.de

Deutsche Gesellschaft zur Bekämpfung der Krankheiten von Magen, Darm und Leber sowie von Störungen des Stoffwechsels und der Ernährung e. V. (Gastro-Liga)
Friedrich-List-Str. 13
35398 Gießen
Tel. 0641 974810
Fax 0641 9748118
www.gastro-liga.de
geschaeftsstelle@gastro-liga.de

Gemeinnützige und unabhängige Organisation zur bundesweiten Aufklärung und Information:
Deutsche Gesundheitshilfe e. V. (DGH)
Hausener Weg 61
60489 Frankfurt am Main
www.gesundheitshilfe.de

Bücher zum Weiterlesen

Zur Histamin-Intoleranz Schleip T. **Richtig einkaufen bei Histamin-Intoleranz.** Stuttgart: TRIAS Verlag; 2013

Schleip T, Lübbe I. **Köstlich essen bei Histamin-Intoleranz.** Stuttgart: TRIAS Verlag; 2015

Zur Fructose-Intoleranz (Fructose-Malabsorption) Schleip T. **Fructose-Intoleranz: Wenn Fruchtzucker krank macht.** Stuttgart: TRIAS Verlag; 2010

Schleip T. **Richtig einkaufen bei Fructose-Intoleranz.** Stuttgart: TRIAS Verlag; 2019

Schleip T, Kedzierski I. **Köstlich essen ohne Fructose.** Stuttgart: TRIAS Verlag; 2017

Zur Laktose-Intoleranz Hof C. **Köstlich essen bei Laktose-Intoleranz.** Stuttgart: TRIAS Verlag; 2012

Hofele K. **Richtig einkaufen bei Laktose-Intoleranz.** Stuttgart: TRIAS Verlag; 2012

Schleip T. **Laktose-Intoleranz: Wenn Milchzucker krank macht.** Stuttgart: TRIAS Verlag; 2010

Zur Zöliakie Hiller A. **Richtig einkaufen. Glutenfrei.** Stuttgart: TRIAS Verlag; 2015

Donnermeyer A. **Glutenfrei kochen für die ganze Familie.** Stuttgart: TRIAS Verlag; 2014

Snowdon, B. **Kochen und Backen: Gluten- & Weizen-Unverträglichkeit.** Stuttgart: TRIAS Verlag; 2017

Weitere hilfreiche Bücher Ledochowski M. **Wegweiser Nahrungsmittel-Intoleranzen. Wie Sie Ihre Unverträglichkeiten erkennen und gut damit leben.** Stuttgart: TRIAS Verlag; 2014

Wahrburg U, Egert S. **Kalorien- & Nährwerttabelle.** Stuttgart: TRIAS Verlag; 2018

Liebe Leserin, lieber Leser,

hat Ihnen dieses Buch weitergeholfen? Für Anregungen, Kritik, aber auch für Lob sind wir offen. So können wir in Zukunft noch besser auf Ihre Wünsche eingehen. Schreiben Sie uns, denn Ihre Meinung zählt!

Ihr TRIAS Verlag

Kontakt:
kundenservice.thieme.de

Lektorat TRIAS Verlag
Postfach 30 05 04
70445 Stuttgart

Abonnieren Sie unsere Newsletter:
www.trias-verlag.de/newsletter

Besuchen Sie uns auf facebook
www.facebook.com/ trias.tut.mir.gut

Besuchen Sie uns auf facebook
www.facebook.com/ mama.mag.trias

Folgen Sie uns auf Instagram
www.instagram.com/ trias_verlag

Lassen Sie sich inspirieren
www.pinterest.com/ triasverlag

Rezeptregister

A
Apfelmüsli 122
Apfel-Vanille-Milchreis 138

B
Birchermüsli 122
Blaubeerjoghurt mit
 Honigmelone 123
Blueberry Pancakes 140

C
Champignon-Spaghetti 133

D
Dolce-Vita-Pannacotta 138

F
Feigen-Hirse-Porridge 123
Forelleneintopf 137

G
Gebratener Gemüsereis 132

Gemüseauflauf 133
Grießnocken-
 Spargelschaumsuppe 131
Gurkensalat mit Joghurtdressing 125

H
Hähnchenbrust mit
 Ofenkartoffeln 135
Herzhafte Lachsquiche-Törtchen 124
Honig-Puten-Geschnetzeltes 135
Hüttenkäse St. Moritz 120

J
Joghurt-Dinkel-Waffeln 120

K
Kalbsrouladen Milanese 136
Kerniger Fruchtsalat 126
Kürbisgratin 132

Kürbissuppe 129

L
Lachs mit Farfalle in Sahnesoße 137
Lollo-rosso-Salat mit Melone 126

M
Mango-Quark-Creme 140

P
Pfirsich-Auflauf Savannah 139

R
Rucola-Champignon-Salat 127
Rührei mit Champignons 129

S
Sahnige Bärlauchsuppe 130
Schinkenomelett 127
Schnelle Zucchinisuppe 130

Stichwortverzeichnis

A
Abgeschlagenheit 66
Acetaldehyd 100
Alkohol 28, 36, 66, 71, 98
– Eliminationsdiät 55
Allergen 23
Allergie 14, 22
Allergologe 15, 21
Amine, biogene 13, 36, 41
– Abbau 41
– Aufnahme 39
– Eliminationsdiät 55
– Fleisch 87
Anamnese 49
Antibiotika 66
Antihistaminika 79
Antikörper 14, 22, 25
Antioxidanzien 98
Antriebslosigkeit 32
Asthma 12, 14, 19, 31, 34, 80, 101

Aufwärmen 75
Autoimmunerkrankung 63

B
Bakterien 65
Bauchschmerzen 19, 28
Beschwerdebild 19
Bier 102
Blähbauch 28
Blähungen 28, 60
Blutdruckabfall 36
Blutdruck, niedriger 12, 19, 31, 34
Brechreiz 19, 28, 32
Bronchialsystem 39

C
Cadaverin 41
Chemotherapeutika 66
China-Restaurant-Syndrom 64, 96

Cromoglicinsäure 82

D
DAO 39
– Aktivität im Blut 49
– Alkohol 100
– Bildung 39
– biogene Amine 41
– Enzymmangel 43
– Hemmer 82
– Hemmung 40, 43
– Kapselform 70
– Medikamente 29
– Regelbeschwerden 33
– Schwangerschaft 47
– Vitamin B6 52
Darmbarriere 67
Darmentzündungen 66
Darmwand 100
Depressionen 32
Diabetes 66

Stichwortverzeichnis

Diaminoxidase 36. *Siehe auch DAO*
Diätphase 54
Differenzialdiagnose 46, 48
Dünndarmschleimhaut 39
Durchfall 19, 28, 43

E
E 420 62
Ei 90
Eiprodukte 90
Ekzem, atopisches 29
Eliminationsdiät 54, 72
– Ernährung 57
Emmentaler 75
Emulgatoren 98
Enterozyten 49
Enzymdefekt 43
Enzymersatztherapie 79
Erbrechen 28
Erdbeeren 71, 93
Ernährung 85
Ernährungstagebuch 57
Essig 71, 95

F
Farbstoffe 98
Fast Food 95
Fertiggerichte 95
Fertigprodukte 97
Fett 66
Fisch 19, 40, 71, 89, 113
Fischstäbchen 96
Fischvergiftung 90
Fleisch 19, 87, 113
Flush 29
FODMAP-Konzept 114
Fructose 59
Fructose-Intoleranz 59
Fructose-Transporter 59

G
Gastroenterologe 15
Gefäßerweiterung 38
Gelenkschmerzen 66
Gemüse 93, 112
Geschmacksverstärker 64, 95, 98
Gesichtsmuskelstarre 64
Getränke 98
Glutamat 95
Glutamat-Unverträglichkeit 59, 64

Gluten 114
Gluten-Unverträglichkeit 59, 63

H
H40-Hauttest 53
Hackfleisch 88
Hausarzt 15
Hautausschlag 12, 19, 29
Hautbeschwerden 33, 80
Hautveränderungen 39
Hefe 97
Hefeextrakt 97
Hefeweizen 102
Herzrasen 19, 32, 38
Herzrhythmusstörungen 14, 19, 32, 34, 38
Herzstolpern 19
Histamin 12
– Belastung 20, 40
– Blut 51
– Entstehung 35
– Freisetzung 35
– histaminarme Ernährung 70
– Lagerung 75
– Menge 20
– schwankender Gehalt 74
– Spiegel 40
– Stuhl 51
– symptomauslösende Menge 74
– Urin 50
Histamingehalt 37
– Fisch und Meeresfrüchte 89
– Fleisch- und Wurstwaren 88
– Gemüse 94
– Milchprodukte und Käse 92
Histamin-Intoleranz
– Arzneimittel 78
– Beschwerdebild 19
– Diagnose 46
– Fragebogen 18
– Fructose-Intoleranz 59, 111
– Krankheit 20
– Laktose-Intoleranz 61, 108
– Schwangerschaft 47
– Symptome 20, 26, 33
Histaminliberatoren 22, 25, 36, 41, 93, 100, 111
– Eliminationsdiät 55
Histaminrezeptoren 80
Histidin 75, 89, 91
HIT. *Siehe auch Histamin-Intoleranz*

Hitzegefühl 29
H_2-Atemtest 61
Husten 19, 31, 34
Hypertonie 31
Hypotonie 31

I
Imbissbuden 98
Immunglobuline 23
Immunsystem 22

J
Juckreiz 39, 64

K
Kantine 98
Käse 19, 40, 71, 91
Kennzeichnung 17
Koffein 98
Kollaps 32
Konservierung 76
Konservierungsstoffe 98
Kopfschmerzen 19, 28, 33, 38, 80
Kortison 66
Krämpfe 64
Kreislaufschock 36
Küchenresistenz 77
Kupfer 52

L
Laboruntersuchungen 49
Lactase 61
Laktose-Intoleranz 59
Leaky-Gut-Syndrom 66
Lebensmittel
– Alkohol 102
– Allergie 22
– Aufwärmen 75
– Bearbeitung 15
– Fertiggerichte 96
– Fisch 91
– Fleisch 87
– Gemüse 93
– Herstellung 76
– Industrie 15
– Käse 91
– Konservierung 76
– Lagerung 75
– Milchprodukte 91
– Obst 93
– Übersicht 104
– Verderb 37

Stichwortverzeichnis

– Vergiftung 20
Leber 88
Leberverfettung 66
Leberwurst 88
Lektine 66
Lightprodukte 63
Low-FODMAP 114

M
Magenbeschwerden 82
Magen-Darm-Beschwerden 19, 33
Magen-Darm-Infekt 43
Magenkrämpfe 28
Magensaftsekretion 35
Magnesium 52
Mastozytose 53
Mastzelle 13
Mastzellstabilisatoren 82
Medikamentenallergie 21, 43
Medikamentenwirkstoffe 19
Meeresfrüchte 89, 90
Mehrfachintoleranzen 108
Menstruation 32, 72
Methylhistamin 50
Migräne 12, 14, 19, 28, 33, 38
– Anfall 101
Mikrobiom 65
Milchprodukte 91, 113
Milchzucker-Unverträglichkeit 60
Müdigkeit 28
Mundtrockenheit 64

N
Nackensteifheit 64
Nährstoffergänzungen 70
Nahrungsergänzungen 78
Nahrungsmittelallergie 21
– und HIT 23
Nesselsucht 19, 29
Nikotin 66
N-Methyltransferase 39
Nüsse 71, 93

O
Obst 60, 93, 111

Oktopamin 41
Orientierungsstörungen 19

P
Panikattacken 32
Parmesan 17
Pathophysiologie 36
Permeabilität 100
Phenylephrin 41
Phenylethylamin 41
Pilze 93, 94
Placeboeffekt 54
Probiotika 67
Provokationstest 31, 52, 58
Pseudoallergie 14, 22
Putrescin 41

R
Regelbeschwerden 12, 14, 19, 32, 34
Reizdarmsyndrom 21, 66
Rezepte 116
Rohmilchprodukte 92
Rotwein 17, 75, 101

S
Salami 17, 40, 71, 75
Sauerkraut 19, 40, 71
Schmerzen 64
Schmerzmittel 29
Schnaps 103
Schnupfen 19, 31, 34, 80
Schokolade 19, 71, 95
Schwächegefühl 32
Schwangerschaft 47
Schweißausbrüche 32
Schwindelgefühl 19, 32, 38, 80
Sekt 102
Serotonin 41
Sodbrennen 19, 28, 82
Sojaprodukte 94
Sorbitol 62
Sorbit-Unverträglichkeit 59, 62
Spermidin 41
Spermin 41
Spinat 71
Sprue 63

Stachyose 112
Starterkulturen 76
Stress 66
Stuhldrang 28
Stuhlfrequenz, erhöhte 28
Süßstoff 98
Symbiose 65
Symptome, unspezifische 34

T
Teein 98
Teigführung 115
Thunfisch 40, 89, 96
Tiefkühlfleisch 89
Tight Junctions 67
Toleranzgrenze 72
Tomaten 19, 71, 93
Tyramin 41, 71, 95
Tyrosin 41

U
Übelkeit 19, 28, 32, 64
Unverträglichkeiten 59
Urtikaria 14, 29

V
Vasoaktivität 38
Verbascose 112
Verdauungsprobleme 12, 37
Verdauungstrakt 26
Verdickungsmittel 98
Vitamin B_6 52
Vitamin C 52
Völlegefühl 19, 28

W
Wechselwirkungen 82
Wein 19, 28
Weizen 114
Wurstwaren 87, 113

Z
Zink 52
Zöliakie 63
Zucker 66
Zuckerverordnung 60

Impressum

Bibliografische Information der Deutschen Nationalbibliothek
Die Deutsche Nationalbibliothek verzeichnet diese Publikation in der Deutschen Nationalbibliografie; detaillierte bibliografische Daten sind im Internet über http://dnb.d-nb.de abrufbar.

Programmplanung: Uta Spieldiener
Projektmanagement: Annalena Müller
Redaktion: Sabine Klonk, Stuttgart
Bildredaktion: Christoph Frick, Caroline Merdian

Umschlaggestaltung und Layout:
CYCLUS · Visuelle Kommunikation, Stuttgart

Bildnachweis:
Umschlagfoto und Bild S. 3: © StockFood/Gräfe & Unzer Verlag/mona binner PHOTOGRAPHIE
Fotos im Innenteil:
S. 77: karandaev - stock.adobe.com; S. 121, 125, 128, 134, 141: Stefanie Bütow, Hamburg; alle weiteren: Westermann + Buroh Studios, Hamburg

Die abgebildeten Personen haben in keiner Weise etwas mit der Krankheit zu tun.

4. überarbeitete Auflage 2020

© 2020 TRIAS Verlag in Georg Thieme Verlag KG, ein Unternehmen der Thieme Gruppe,
Rüdigerstraße 14, 70469 Stuttgart

© 1.–3. Auflage 2004–2011 TRIAS Verlag in MVS Medizinverlage Stuttgart GmbH & Co. KG,
Oswald-Hesse-Straße 50, 70469 Stuttgart

www.trias-verlag.de

Printed in Germany

Satz und Repro: Fotosatz Buck, Kumhausen
Gesetzt in Adobe InDesign CS6
Druck: AZ Druck und Datentechnik GmbH, Kempten

Gedruckt auf chlorfrei gebleichtem Papier

ISBN 978-3-432-11110-0   1 2 3 4 5 6

Auch erhältlich als E-Book:
eISBN (ePub) 978-3-432-11111-7

Wichtiger Hinweis: Wie jede Wissenschaft ist die Medizin ständigen Entwicklungen unterworfen. Forschung und klinische Erfahrung erweitern unsere Erkenntnisse. Ganz besonders gilt das für die Behandlung und die medikamentöse Therapie. Bei allen in diesem Werk erwähnten Dosierungen oder Applikationen, bei Rezepten und Übungsanleitungen, bei Empfehlungen und Tipps dürfen Sie darauf vertrauen: Autoren, Herausgeber und Verlag haben große Sorgfalt darauf verwandt, dass diese Angaben dem Wissensstand bei Fertigstellung des Werkes entsprechen. Rezepte werden gekocht und ausprobiert. Übungen und Übungsreihen haben sich in der Praxis erfolgreich bewährt.

Eine Garantie kann jedoch nicht übernommen werden. Eine Haftung des Autors, des Verlags oder seiner Beauftragten für Personen-, Sach- oder Vermögensschäden ist ausgeschlossen.

Geschützte Warennamen (Warenzeichen®) werden nicht besonders kenntlich gemacht. Aus dem Fehlen eines solchen Hinweises kann also nicht geschlossen werden, dass es sich um einen freien Warennamen handelt.

Das Werk, einschließlich aller seiner Teile, ist urheberrechtlich geschützt. Jede Verwertung außerhalb der engen Grenzen des Urheberrechtsgesetzes ist ohne Zustimmung des Verlags unzulässig und strafbar. Das gilt insbesondere für Vervielfältigungen, Übersetzungen, Mikroverfilmungen und die Einspeicherung und Verarbeitung in elektronischen Systemen.

Wo datenschutzrechtlich erforderlich, wurden die Namen und weitere Daten von Personen redaktionell verändert (Tarnnamen). Dies ist grundsätzlich der Fall bei Patienten, ihren Angehörigen und Freunden, z. T. auch bei weiteren Personen, die z. B. in die Behandlung von Patienten eingebunden sind.

... mehr von Thilo Schleip

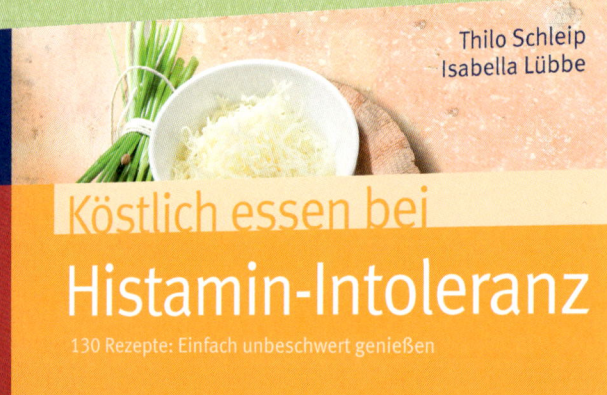
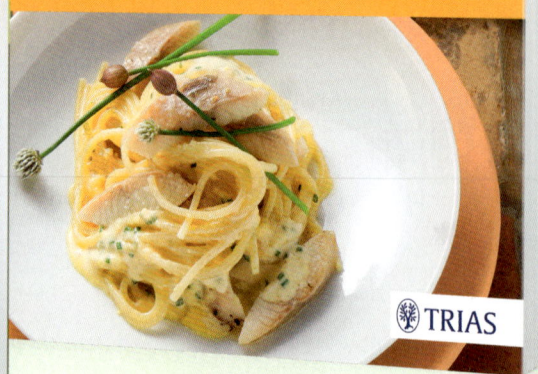
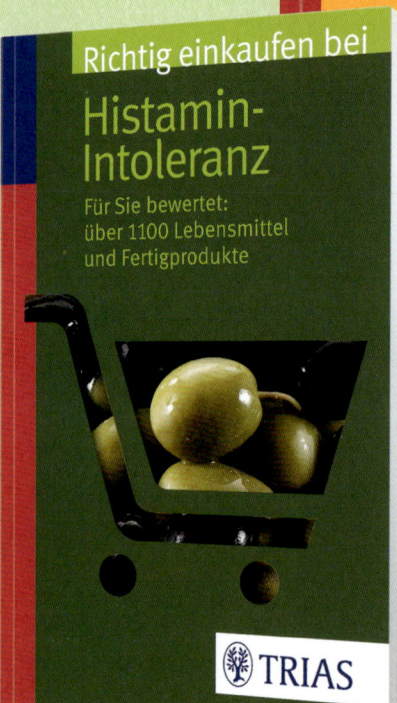

Genuss statt Diät
Thilo Schleip, Isabella Lübbe
Köstlich essen bei
Histamin-Intoleranz
€ 19,99 [D] / € 20,60 [A]
ISBN 978-3-8304-8204-8
Auch als E-Book

Der Einkaufsführer
Thilo Schleip
Richtig einkaufen bei
Histamin-Intoleranz
€ 9,99 [D] / € 10,30 [A]
ISBN 978-3-8304-6797-7
Auch als E-Book

 Bequem bestellen über
www.trias-verlag.de
versandkostenfrei
innerhalb Deutschlands

TRIAS